图说

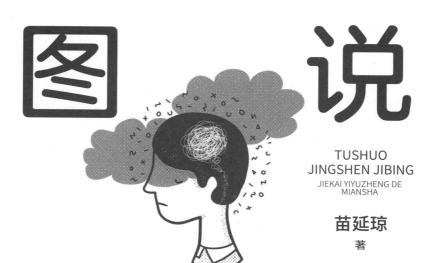

TUSHUO
JINGSHEN JIBING
JIEKAI YIYUZHENG DE
MIANSHA

苗延琼

著

精神疾病

揭开抑郁症的面纱

U0189721

中国纺织出版社有限公司

中文简体字版 © 2023年，由中国纺织出版社有限公司出版。本书原著为繁体字版《图说精神疾病：揭开抑郁症的面纱》。本书由天地图书有限公司正式授权，经由CA–LINK International LLC代理，中国纺织出版社有限公司出版中文简体字版本。非经书面同意，不得以任何形式任意重制、转载。

著作权合同登记号：图字：01-2022-2908

图书在版编目（CIP）数据

图说精神疾病：揭开抑郁症的面纱 / 苗延琼著. ––北京：中国纺织出版社有限公司，2023.9
ISBN 978–7–5180–9462–2

Ⅰ. ①图⋯　Ⅱ. ①苗⋯　Ⅲ. ①抑郁症—精神疗法—图解　Ⅳ. ①R749.405–64

中国版本图书馆CIP数据核字（2022）第052551号

责任编辑：闫　星　　责任校对：高　涵　　责任印制：储志伟

中国纺织出版社有限公司出版发行
地址：北京市朝阳区百子湾东里A407号楼　邮政编码：100124
销售电话：010—67004422　传真：010—87155801
http://www.c-textilep.com
中国纺织出版社天猫旗舰店
官方微博 http://weibo.com/2119887771
天津千鹤文化传播有限公司印刷　各地新华书店经销
2023年9月第1版第1次印刷
开本：880×1230　1/32　印张：8
字数：141千字　定价：58.00元

凡购本书，如有缺页、倒页、脱页，由本社图书营销中心调换

信仰·精神健康·情绪病

最近，一位任职银行中层管理工作20年的朋友通知我，他要离职了，因为工时太长，身体承受不了，已发出了警告，所以选择离开，休息一下。能够有条件选择离开，已是万幸。生活在我国香港这个侧重单向经济发展且高度紧张的社会文化下，大环境并非短期内可以转化改善时，社会上难免充斥着许多的焦虑、怨忿、无力感、挫败感及对生存意义的模糊感觉。如果再加上个人成长中未疗愈的创伤及人际关系的疏离，人的内在世界就较容易出毛病。思维的凌乱及情绪失调，制造出许多不快乐的你我他。面对这些内心饱受困扰以致快乐不起来的朋友，信仰能为现代人提供怎样的支援？

信仰提供给人保持精神健康的第一个帮助是"意义感"。

你为什么生在世上？

做人的意义何在？

你为谁活？为什么而活？对于现在的人生，你甘心吗？

意义感提供给人一个生命的取向，以免糊里糊涂地过一生。

你有怎样的信仰，就会有怎样的人生。

信仰提供给人保持精神健康的第二个帮助是"人非孤岛"（No man is an island）。

当从天空俯望海上群岛时，你会见到每一个岛屿都是如此独特，没有两个岛屿是完全相同的。然而，当你潜入海底，就会发现原来在海床深处，所有岛屿都是连在一起的。同样，虽然每个人都是独一无二的，不过在生命深处，一众生命原来都是连在一起，你中有我，我中有你。生物学家称之为生命链。结论是：虽然每个人都得自己面对自己的人生，但站在天地之间，自己原来并不孤单，有爱你的人守护着、记挂着你；有不喜欢你的人在鞭策着你；多少动植物滋养着你；夜深人静，感觉寂寞落魄时，有天上的星星陪伴你。人啊人！不要怕，只管信。

无论你所信的对象的称谓是什么，它们都指出同一个事实：

天地间有一双比你更强力的手在承托着你，在你认为无人爱你甚至自己也不爱自己时，仍有一颗爱着你的心。而你必须与这双手、这颗心建立起一份个人的、深入的和亲密的关系，如此你才能在面对自己独有的人生际遇和挑战时，不再感到孤立无援。

信仰提供给人保持精神健康的第三个帮助是"人是可贵的"。

每个人来到这世间走一回，都带着一份独特的礼物而来。穷极一生，人要发掘出这份礼物是什么，并以此来丰盛世界。

对于情绪精神上备受困扰甚至出了问题的人，信仰并非一剂特效药。但正如上述所指，信仰中的"意义感""联结感"和"自我珍重"给人提供一个较不易陷入情绪病的保护网；以笔者多年的观察和体验，抱持信仰的人，并不一定能免于情绪上的困扰，而是当负面情绪出现时，能更早发现自己的状态，降低不自觉地沉溺于负面思维和感受的可能。与此同时，对于正在接受药物及心理治疗（to cure）的朋友来说，信仰的确有助受助者早日进入自我疗愈（self-heal）的过程。

人之深处，有个名曰心灵的地方。人要好好地珍惜它。

关俊棠

人格及心灵辅导师

简单聊聊这本书

《图说精神疾病：揭开抑郁症的面纱》以个案出发，深入浅出地介绍抑郁症的常见症状及治疗方法。抑郁症虽说是常见情绪病，但对很多人来说，亦颇不易察觉其症状，从而及早治疗。

抑郁症成因复杂，从遗传基因，到大脑疾病，以至生活压力，不同患者都感受到不同程度的影响。引申至治疗方面，在生理、心理、社交的全面关顾，对此病的治疗和预后恢复均有效果。苗医生在书中，为不同的抑郁症治疗方法，作出了详尽的解说，涵盖抑郁症各方面知识，让读者能对此有一个基本的概念，实属难得。

林翠华

香港中文大学精神科学系教授

家庭是医治情绪病的灵药

人与家庭有着环环紧扣、互相滋长的关系，个人身心成长也受其家庭经验所影响。当人面对困难的时候，社会上普遍以个人心理治疗角度出发为人排解烦忧。但从家庭治疗的角度出发，个人的困扰被视为家庭层面的问题，因此家庭也可成为整个治疗的聚焦点。

家庭系统思维，扩展了我们看待个人问题和烦恼的视野。抑郁症不是一个人的问题，它的背后往往有着错综复杂的家庭故事。

苗医生邀请我为她的新书写序，我欣然地答应了；能见证她实现34年的梦想是我的荣幸。我希望以一个婚姻及家庭治疗师的身份，述说一些临床案例揭开抑郁的"家庭"面纱。

非常普遍的问题是婆媳冲突。对女人来说，婚姻是一个新家庭的开始，但是对婆婆和丈夫来说，结婚只是他们家多添了一位附属成员。搬入夫家，婆婆和丈夫仍然是紧密的一对，妻子却是局外人。当二人世界的梦想落空，自己又孤立无援，她哪能不忧郁？

婆媳之争，争的就是那个男人的支持。做丈夫的，究竟忠于妈妈还是妻子，夹在两个女人中间，实在让他们苦恼，多半逃避了事。有案例是丈夫最后也得了抑郁症，病了可以让他暂时逃避去处理婆媳冲突。

要处理婆媳间的问题，丈夫是最核心的人物。当丈夫能站在妻子这一边，让她觉得他是维护她的，她自然也会爱屋及乌，对丈夫爱惜的婆婆和家人释出善意。

年轻的母亲自从生了小女儿后被诊断罹患产后抑郁症，大儿子也在那时确诊轻至中度的亚斯伯格综合征，小儿子则经常在学校搞破坏、在家也情绪失控，被怀疑患过度活跃和专注力不足症。丈夫在育儿方面欠参与，少了丈夫分担亲职工作，使她的压力倍增。对于一个年轻的母亲，照顾三个小孩已不是易事，而且有两个是有特殊需要的小朋友，如果身边没有足够的支持，她哪能不抑郁？

这个家庭存在着妻子的"功能过度"和丈夫的"功能不足"现象。能让丈夫多参与亲职工作，才可以舒缓妻子的压力。

患上抑郁症的妈妈在家情绪失控，会采用打骂的方法惩戒调皮捣蛋的孩子。当我再进行深入的访谈，就会发现原来每当妈妈要管教儿子的时候，婆婆便介入保护孙子；面对两个女人之争，丈夫选择站在自己妈妈的一边；孩子有祖母和爸爸撑腰，怎么会听妈妈的话？面对三代联手对抗她的局面，妈妈又哪能不情绪失控？

要打破这个跨代联盟的恶性循环，丈夫是关键人物。

当丈夫能站在妻子的一边，抵御婆婆的干预，妈妈才可以树立权威，孩子才会听话。

临床个案中还有一个普遍的现象，就是家中夫妻关系紧张，而孩子身上出现了大大小小的问题包括抑郁症；母亲的视线从紧张的夫妻关系转移到孩子身上。对于夫妻间的不协调和冲突，双方多采取逃避方式，积压的仇怨使得两人的情感逐渐薄弱和疏离。丈夫把精力投放在家庭以外的世界：工作、爱好、朋友，甚至其他女性身上；妻子则把婚姻上的不满足与不开心暂时放到一边，只从孩子身上寻求慰藉，导致母子关系过度紧密、纠缠。接见这些家庭前，患病的孩子是一个倚赖妈妈照顾的病童，评估过程中，我却发现他是一个忠心于母亲的守护天使，不是他需要妈妈，其实是妈妈需要他。他的成长路途那么艰难，不是因为他患了抑郁症，而是他放不下孤单寂寞的妈妈。

想帮助孩子重拾正常青少年的生活，父母就要同心协力不让孩子卷入父母的矛盾中。

想让抑郁症患者得到合适和全面的治疗，我们不要忽略家庭这个重要资源：配偶、父母、家人，他们是医治情绪病的灵药！

王爱玲

婚姻及家庭治疗师

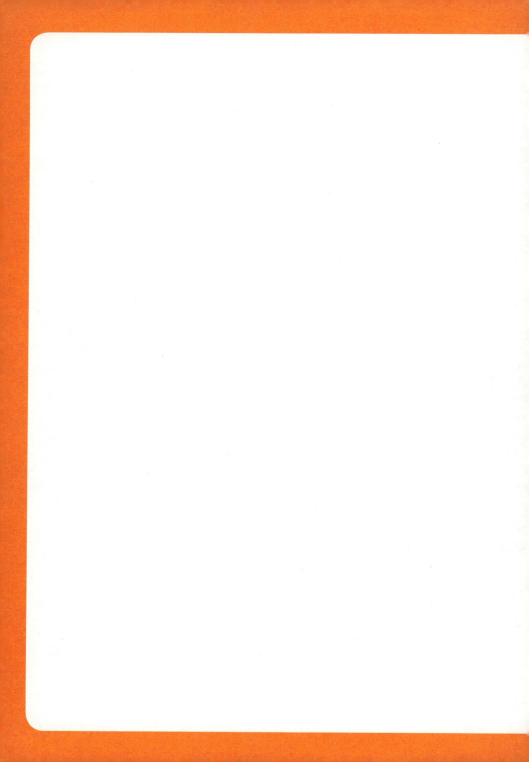

愿你有直面悲伤的勇气

于临床心理治疗的工作当中，我时常被问及："你的工作很辛苦，时常需要聆听别人的伤心悲痛。"而每次我的回答也是："不会，真实地去面对不同的情绪，比强颜欢笑来得更自然坦诚，反而是一种真实自在。"

同样，认真地去认识理解抑郁症，比逃避掩饰更能诚实地处理自己的思绪或理解患者的身心状况。苗医生这本《图说精神疾病：揭开抑郁症的面纱》，正是如实地给读者展示抑郁症的不同面貌。作为执业已34年的精神科专科医生，苗医生不但在书中以西医角度详述抑郁症，而且分享了一些与抑郁症患者相处的小故事和经历。但是，苗医生的角度一直没有局限于西方医学的层面，所以书中更涵盖其他角度，包括心理治疗、中医这些范畴来阐述抑郁症的不同面貌。

抑郁症并不是一些抽象概念和一大堆症状，而是影响着患者及身边人每日生活思绪的无形枷锁。所以，苗医生在书中以几个骨干角色，贯穿全书来具体描述该怎样面对这个被称为21世纪健康杀手的疾病。除此之外，苗医生知道以图画说故事的力量，所以邀请了陈小姐（Mo Chan）为书中加上切合内容的漫画，令读者更能掌握书中的内容。

　　对社会大众而言，抑郁症不是一个陌生的名字。若不想认识只流于表面，翻阅此书必定让你获益良多。

黄雯颖

香港心理学会临床心理学组

注册临床心理学家

我此世为谁而来

我的一生，风雨交加，三次抑郁，两次狂躁，个中颠簸，很难跟人说得清楚。

走过风雨，再回首，也无风雨。也许，风雨它曾经出现过；也许，它让我更坚强，然后，更多人借此得到启发与安慰。

抑郁症很可怕。吃药很重要，虽然有副作用，例如手会不受控地抖动，但跟医生沟通，让医生调好药，可以将副作用降至最低。另外，外在环境与调节心态，跟吃药一样重要。正如苗医生在书中指出，药物不是开心药，它只会让你不抑郁，它不是洗脑药，可以将你不开心的事情抹走。你仍然要靠自己。

抑郁来了，只能跟它并存。不是踢走它，而是感受它，然后推自己走出安全区（comfort zone）一步，做一些辛苦但必需的事情，例如吃东西、起床、晒太阳、散步、与人接触、向人倾诉。坚信天无绝人之路，只要不放弃自己。

抑郁期内，我尝试跑步，不想太远，只看当下一刻，跑一步，算一步，不想过去，不想将来，只有当下，我已经转化成当下，我就是当下。我觉得这个方法很奏效，它减少了我许多忧虑，而忧虑无益，只会蚕食我的精力，于事无补。我一直保持这个心态。难吗？难，但值得好好学习。学好它，运用它，受用不尽。另外，万事都在变化当中，不会止顿于一点，转机说不定就在转角之处。我如是安慰自己。

抑郁症病人，低沉时，很容易想到自杀。对于自己的优点，很容易忽略。我走过这段路，很能够明白。其实，这是因为生病，才扭曲了自身的存在价值，吃了药，大脑分泌正常了，想法便会有较大不同。而且，学习欣赏自己很重要，例如善良，为人体贴，忠于自己，诸如此类。这些品质很珍贵，不是人人都具备。

生活上，我尽量开源节流，省吃俭用，咬紧牙关过日子。

我又会提醒自己接受环境，适应环境，顺其自然，随遇而安，因而少了许多人常有的愤怒、怨怼。慢慢地，我知道，这就是坚强。

假如生存辛苦的话，我学习放松，让心静下来，柔和一点，随它辛苦，逆来顺受；由始至终，保守一颗清净心，世界于焉不同。这颗心，很珍贵，不会因外物改变，也没有人可以将它攫走。它遗世独立，如风中烛火，晃动，隐约，微细，却实在。

风雨之后，我更懂得生命。此世，我为你而来。我从未如此清晰。假如你在黑暗中，到底眼前一热，流下一滴眼泪，然后微笑了，我会很快乐。走吧，我们一起走。天地悠悠，岁月匆匆，我们有着自己的步履，只管走。

洪朝丰

资深广播人

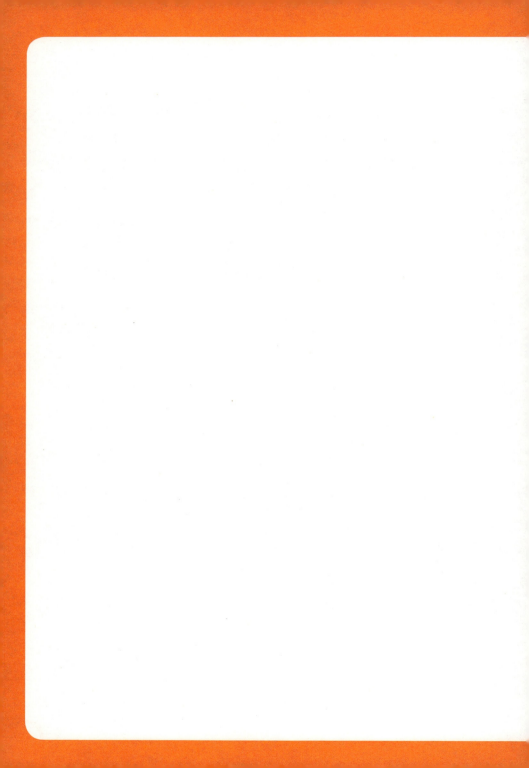

从未停止的关怀

时光飞逝，不经不觉，我在精神科工作，已经有34年！

还好像是昨天的事：那是我实习的最后一站，地点是在伊利沙伯医院的妇产科。那是1989年，刚发生一件不好的事：窗外，有成千上万的人在街上游行；窗内，是一阵一阵产妇呻吟声，和婴儿呱呱坠地的哭声。我头一次经历那样沉重的精神压力。刹那间，产房内再不是充满新生的喜悦的地方，我们的心情都曾那么沉重。

这段时期的不安的思绪，令我挣扎了很久。一向喜爱文学的我，最终决定选择了精神科。我认为就像文学一样，精神科会有一个不同的空间和土壤，令我可以更深入地探讨人性、了解人生。

那时候，实习医生完成了一年的实习生涯后，全都会被卫生署聘用（那个年代医院的服务还是隶属卫生署，到了后期，才成立了医管局）。当年去应聘医官（Medical Officer）一职，要被三位顾问医生面试。当时我的心情很轻松，因为当时精神科很冷门，不是"争破头"的专科。正如黄岐医生曾经在我跟洪朝丰先生合著的《精神病房私密日记》（2019年初由天地图书出版修订版，更名为《也无风雨——郁躁症交换笔记》）一书的推荐序上说："内科医生，什么都知晓，却什么都不做；外科医生什么都不懂，却什么都敢做；精神科医生，什么都不懂，什么也不做。"这"笑话"在医疗界流传很广，甚至有人粗略地估计，精神科医生的智商比起其他科的医生起码要低二十！实情是否是这样，真是见仁见智。不过我是一个喜欢我行我素的人，我并不介意别人眼中的我有没有出息。

世界轮流转，精神科现在是颇抢手的专科，外科、内科可能都不及它吃香。而后生一辈的精神科医生，不只英俊漂亮，也很聪明醒目。

当年面试考核我的一位顾问医生问我："你为何首选精神科？"我直截了当地告诉他，我觉得自己的性情和长处都适合做一位好的精神科医生。可能他见我一脸的自信，想挫一下我的锐气，盯着我问："精神科病人的自杀率很高，你受得了吗？"我反应很快地说："不怕！"但是还不到一分钟，我就后悔并改口了。

"怕，我怕！我一定会伤心难过，尤其是我亲手医治的病人。我不希望我变得专业却无情到只有冷漠的理智，而没有温暖的心肠。这条学医的路会很漫长，我要汲取经验，从经验中去找出一个跟病人最合适的距离：既有人性的同情心，又有专业的冷静头脑。"以上的对话，我当时是以英语作答。

这么多年过去了，我仍然为那时的急才和诚实感到万分自豪。

一如所愿，我最终被派到一所著名的精神科医院工作。我怀着那一腔的热忱与自信，开始接受精神科的专科训练。

黄毛丫头，始终是缺乏人生经验。刚从大学的象牙塔出来，我在人情世故上都显得青涩稚嫩。那一所大型的精神病医院，其实倒有点像制度化的精神病人收容所，其中不少是患上精神分裂症而长期住院的病人；有不少是长期被关在病房内，也有不少是容许在院内活动的。有些病人会按时到职业治疗部去进行康复活动；也有些病人爱漫无目的地在园子内来回踱步；有的会蹲在一角吸烟。其中一些病人给我留下了很深刻的印象，至今历历在目。

有一个绰号叫作"臭鼬鼠"的病人，他的头永远像上了一层蜡，油腻腻的，他一走近，周围的人就会嗅到他身上所散布的浓烈的体臭。后来知道他洗澡从不肯让职员们帮助。让他自己来的话，他就只把一盆水由头顶淋下去，草草了事，从不肯用肥皂或沐浴露洗澡。

另有一个绰号叫作"钟无艳"的病人。他之所以得此名字，是因为他一边身体是黝黑的，另一边身体却是白皙的。这是因为他日间总爱躺在地上晒太阳，然而永远躺在同一位置，采取同一姿态做"日光浴"，因为连身也不肯转，所以弄得一边身体黑黝黝，另一边身体白雪雪，煞是有趣。

此外还有"辉仔"。辉仔是一个严重弱智的病人，连话也不会说，只是"呜、呜、呜"地吼叫着。他长着一双大得不合乎比例的手和脚。当他大步大步地走路时，就像猩猩一样。他最爱打开别人的抽屉，去找寻食物。他吃东西的速度是惊人的。我有一次出于好奇而察看他的掌纹，才发现他独特的掌相——双手都是手掌中间只有一条杂乱的横纹，整个手掌都是光滑的。不知看相的对这种奇特的掌相有什么心得和看法。不过我有一种很奇怪的感觉，我感到在他身上，有一种像动物般很粗犷、很原始的味道。

我没想过"探讨更深入的人生"会是这样子。我像走进大观园一样，看见外表千奇百怪的人，虽然我知道我与他们，拥有着同样的人性尊严和同等的核心价值，不需要被他们的样子吓倒，其实他们大都很有趣，其中有些还蛮可爱。不过，我对待他们时，始终会带有一种抽离感。我不希望我以后的工作，会是这样子！

直至后来我到了门诊部工作，接触多了患上焦虑症和情绪病的病人，我感到跟他们的距离较近，较易有共鸣，情感上我较容易把他们当作一个实在的人来看待。只是当时年纪还轻的我，其实并未能很深入地体会到病人的感受。那时我面对患有抑郁症的病人，心里会暗自认为是病人意志不够坚定，或性格上有软弱缺陷才引致抑郁症。所以，精神科医生需要有人生阅历。作为医生却未曾患过大病或经历过挫折而曾经软弱的话，可说是一种遗憾。在我以后高低跌宕的日子中，经历了很多忧患，虽未可以称得上识尽愁滋味，但已较年少无知的我，对人多了一份体谅和宽容。

尼采说过，一个哲学家的思想系统，总是源于他的自传。而一切令人热衷向往的种种哲学思想、宗教追寻，以至精神病、心理学的探讨，能有多少收获，我想都跟个人的独特体会和经历有关。

我在1989—1993年完成专业训练，并在1994年晋升为高级医生。早期来说，我的事业还算顺利。但我的冲动、敏感、情绪化的性格，却是我之后的绊脚石。也许为了助己助人，除了热衷于药物治疗外，我还不断地探索心理治疗、哲学和信仰等范畴。

这些年来，我遇到很有启发性的作家，如卢云神父（Henry Nowen），奥地利精神科医师Viktor Frankl的《活出意义来》（*Man's Search for Meaning*），简直是人类精神世界的瑰宝，美国的精神科医生Scot Peck，他的《少有人走过的路》（*The Road Less Traveled*）等，探讨爱和成长等课题，他的智慧、勇气和诚实，令我感动。

我在医管局接受过心理治疗的培训，但收益不大。我反而对存在心理治疗师欧文·亚隆（Irvin D. Yalom）最有共鸣。我看了他很多本著作。亚隆医师强调医生与病人平等而真诚的关系，亚隆也提到治疗中的爱和同情心，这是传统冷冰冰的认知行为治疗、心理分析等所缺乏的。实证医学只是基础，人本关怀才是治疗的核心。

　　由始至终，我都不认为医生有什么了不起，病人的问题很多时候何尝不是自己的问题？亚隆医师那本《生命的礼物》（*The Gift of Therapy*），是一本我多年来都会不时翻看的书。至于他早年那本《日渐亲近》（*Every Day Gets a Little Bit Closer*），更成为我在2006年为洪朝丰先生主诊期间，与他合写的那本《精神病房私密日记》的灵感来源。

　　今时今日，抑郁症日渐普遍，精神科的需求日益增加。我自己的奶奶，一直患有抑郁症，她在2005年因久病厌世，自杀死去。收到消息时，我感到很惊愕，也很愤怒，还夹杂着内疚——为何我救了别人的妈妈，但自己的奶奶反而会自杀？原来抑郁症的悲惨结局，就发生在我至亲身边。

　　在2006年，我离开工作了12年的医院，转到了另一家医院。我一直觉得自己的医术还算可以，想不到我完全不能融入那家医院的人事和核心价值中——他们不看重病人的临床治疗。这对我来说是绝对不能妥协的事！所以在2011年，我决定离开，跻身私人市场。

适应私人市场真不容易，在2012年我因为工作压力，第一次冒昧地找到关俊棠导师，请求他替我做辅导。那时我感到很辛苦，没有以前工作的安全感，就是我的朋友和病人也能看出我不开心。关导师跟我谈到了一行禅师的正念，这些年我也尽力实践。关导师也叫我看Richard Rohr 的《踏上生命的第二旅程》（*Falling Upward*）。让我意识到自己或许已经踏入人生的下半场，明白到生命中的衰败也是智慧的长进。

说了这么多，我想说情绪病虽然常见，但要达到有效治疗，人的身、心、社、灵都要顾及。精神科医生比起其他科医生，更需要有人文关怀的精神、跨领域的修养，和开放的胸襟。所以想起来，因为自行创业，我更能把自己的价值理念付诸实行。

因缘际会下，我请来了王爱玲博士，一位功底很扎实的家庭治疗师；何念慈女士、黄雯颖女士，她们都是很务实而善良的临床心理学家；还有叶丽芬教授，她是我迄今为止，所见过最棒的言语治疗师。最荣幸的是我邀请了关导师进驻我的诊所，替求诊者进行人格和心灵治疗。我终于有了"身心社灵"的全人医治的团队。

我希望借助我近些年的经历，写一本可读性高、能深入浅出地介绍抑郁症的书。网络的资讯很多，但往往太多也太杂，令人感到迷惘。我希望借着这本书，把抑郁症的诊断与治疗过程，临床时面对病人的常见疑虑，透过故事的人物：Miu Miu、泰臣、花姐、KC、Jelly和Dr. May，一一道出，希望借此帮助到有需要的病人和家属。

34年了，最近我夜以继日地写，希望早日完成这本书，为我这些年做一点回顾和沉淀。我由说故事开始，揭开抑郁症的多面性，介绍治疗的不同角度。我对现今的倚重药物治疗，轻视人本的心理治疗，并不认同，我认为那是严重地将治疗变得"非人性化"。

我有幸请来了关俊棠导师、林翠华教授、王爱玲博士、黄雯颖女士及洪朝丰先生为本书撰写序文，谨致衷心谢忱！也特别感谢王如跃先生和罗德慧女士两位中医师为我这本小书写了一篇细谈从中医角度看抑郁症的专文。此外，为了增加本书的趣味性，我邀请了Mo Chan小姐画插画，她的图画很生动可爱，希望读者会看得赏心悦目；我很希望将来和陈小姐可以继续合作，一起写出更多有关精神健康的书籍。

本书对抑郁症相关知识进行了简要的叙述。我们在书中用了大量的插图，还设计了多个贯穿全书的故事人物，希望让读者在读书的同时，也通过看"漫画"的方式更好地理解抑郁症的方方面面。如果这些故事人物，使大家产生亲切感并提升可读性，这将会是对我很大的鼓舞和欣慰。

最后，我希望借着这些年自身和临床的经历，令社会大众对日渐普遍的情绪病有更全面的认识和了解。谨尽个人少许的绵力，盼可令社会减少无谓的标签，令有需要的人得到更精准和全面的治疗！

苗延琼

精神科医生

目录

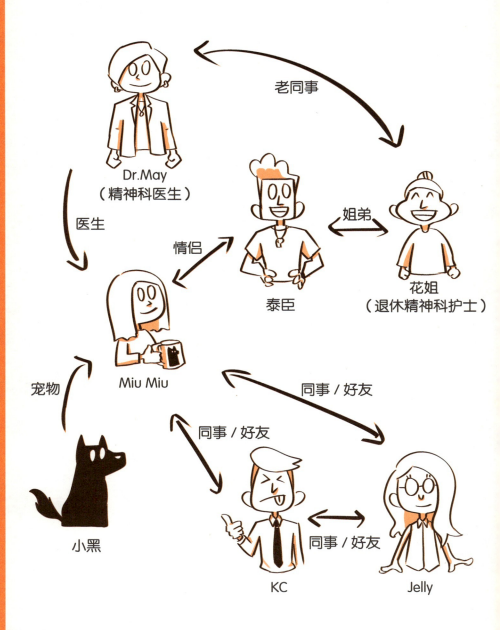

第一章

Miu Miu 的个案

开场白

1 Miu Miu 怎么了

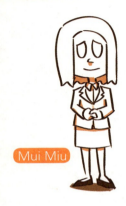

Mui Miu

我是 Mui Miu，30 岁了，在妈妈眼中是"剩女"一名。我有一个稳定交往的男朋友，他叫泰臣，是一名健身教练。我跟妈妈一起住，关系不算差，她很照顾我的起居饮食，但我不想跟她说心事，因为她一开口就催我结婚，很恼人！其实我也想和泰臣组建小家庭，但一来我还不想要小孩，二来我和泰臣暂时未有足够能力置业。

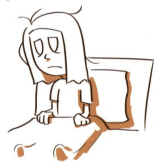

每日早晨，很多打工仔都一定觉得睡不够，不愿意起床吧。以前我也是这样子的，但最近两三个月，不太一样：我不愿意起床，但不是睡不醒，实际上我在闹钟响之前就醒了……

我在一家物业管理公司工作四年了，属于中级管理人员。工作表现虽不算太突出，总算是中规中矩。不过近日我很害怕上班，尤其要面对外籍人士，最怕跟他们一起开会，我听不懂他们说什么，也不能适时回应，只想尽量回避。

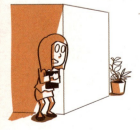

此外，面对上司，跟别的部门开会，处理用户查询等，我都感到吃力，害怕出错。我从没有得过什么大病。但是最近我却觉得自己的身体有些不对劲……

Miu Miu 的独白

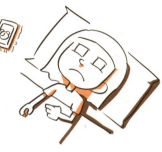

昏昏沉沉的，感觉没有力气。

大概是三个月前开始的吧！不知怎么搞的，就有这样的感觉。

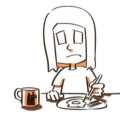

面对母亲给我预备的可口早餐，就是吃不下，基本上是没有食欲。我现在只是勉为其难地为吃而吃。

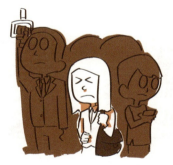

每天早上上班，也是件痛苦的事。原本只是几个地铁站的路程，现在觉得夹在人群中好像度日如年。

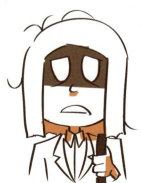

唉，总算是到了公司。

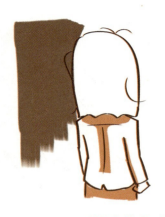
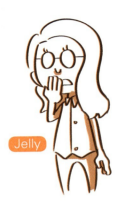

Miu Miu 脸色好差哦！最近你为什么无精打采的？

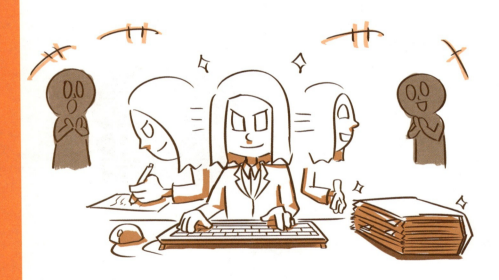

　　精神状态欠佳，工作老是拖拖拉拉，像赶鸭子上架一样。即使是简单的事情，也觉得茫无头绪。要是从前，不管是什么事情，都能快手快脚地完成。我曾被老板同事认为效率非常高的。

在办公室

Jelly，你是 Miu Miu 的老友，她最近怎么了？

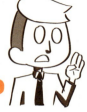

KC

最近我也没有听 Miu Miu 说起有什么事。

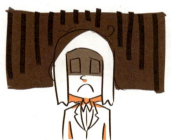

其实连自己也不明白为什么会这样。不知为何心烦意乱，什么高兴啊、快乐啊，好像变得迟钝。一直情绪低落……

今天下班我请客，为 Miu Miu 打打气！

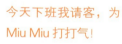

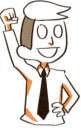

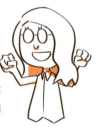

那么我就是 Miu Miu 的啦啦队！

唉！我的情况，果然被大家看出来了。我一定跟平日的自己，有很大的落差！

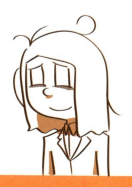

在餐厅

为了不扫好朋友的兴，我勉为其难地与他们去了餐厅。

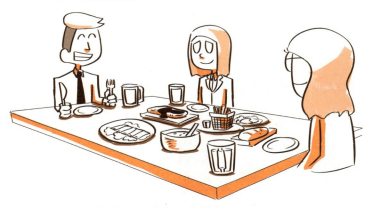

今天要多吃点好吃的，大家一起热闹热闹，你的心情就会好起来！

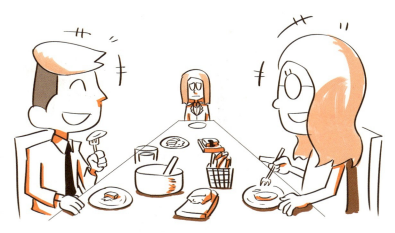

过去我并不讨厌这样热闹的场合，但是今天我有一种脱离大家的感觉：你们进不去我的世界，我也融入不到你们的世界。

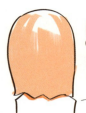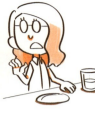

你面色苍白，没有事吧？

我有种抑郁的感觉。

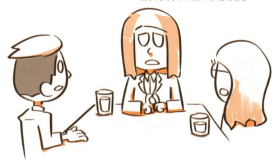

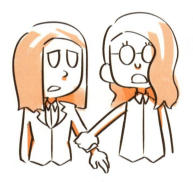

Miu Miu 不舒服，我陪她先回家。

Miu Miu 你可能是积劳成疾。回去好好休息休息吧！让我给你录些积极向上的歌曲。

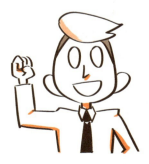

回家后

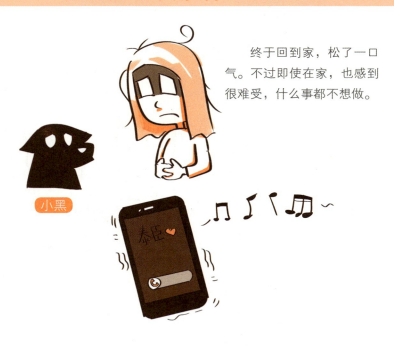

终于回到家，松了一口气。不过即使在家，也感到很难受，什么事都不想做。

小黑

喂，Miu Miu，你好吗？不如一会儿我过来，我陪你一起遛狗？

泰臣

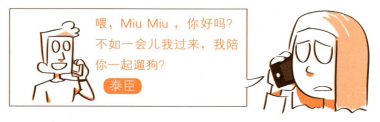

这段时间，泰臣也知道我不妥，时常鼓励我健身！不过我不喜爱运动，尤其是现在这个状态，连泰臣我也不想见！

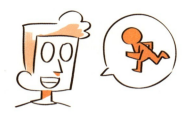
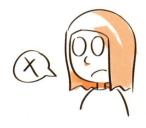

他总是像一个大孩子似的，我越来越觉得跟他格格不入，这好像不是他的问题！

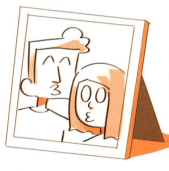

这是为什么呢？我总觉得自己非常糟糕，心里有股说不清楚的不舒服。我好像做不回自己。我曾是那么爱那个没有什么心机的"大男孩"！

这不是灰尘，眼泪终于掉了下来！

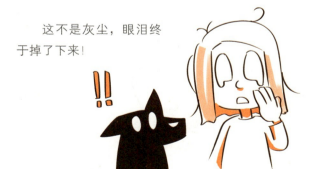

② 抑郁症常见的症状

当一个人患上抑郁症，不单单是情绪低落，抑郁的心情会长时间持续。抑郁症除了造成情绪的改变，还有很多其他的表现形式：有时患者会因为精力减退，做什么都没有了动力和欲望，变得慵懒。有时候也会出现很强的焦虑感，不合理的自责感。有些人还会出现长时间持续的烦躁和挥之不去的悲观思想与情绪。

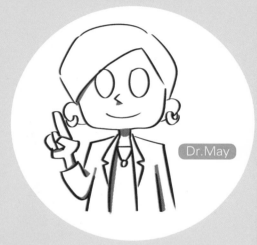

Dr.May

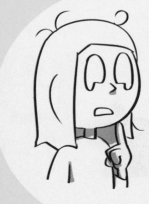

Dr. May 好像在说我。

10

③ 情绪持续不正常

Dr. May 继续说：

　　在正常情况下，人的心情会不间断地根据当时不同的情况处境而变化。可是如果患上了抑郁症，这种本来应该有的变化就消失了，悲观情绪始终摆脱不掉，这样一来，不管是抑郁的心情，还是虚无感，都使患者与曾经适应了的事物有了陌生感、疏离感，变成难以忍受、痛苦的负担。

　　由抑郁症引起的不正常情绪，将对人的思维和生活产生重大影响。

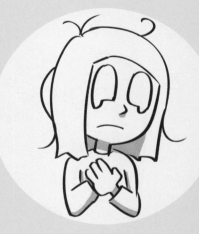

好像终于有人把话说到自己心里去。

Dr. May 继续说：

　　情绪的变化还有其他身体方面的原因，关于这方面我们会在后面的章节简述。

　　我真是抑郁了……起码好像知道自己发生了什么事，抑郁症可能就是这样子吧！

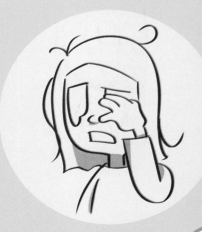

接受诊断

1 到医生处接受治疗

我想我是得抑郁症了，
接下来我应该怎么办？

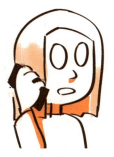

泰臣，我可以找你
的姐姐吗？

我相信我的情况，只能找泰臣的姐姐去商量，她是退休护士，
名叫花姐。我跟花姐不太熟，但花姐为人和善，乐于助人。我把
怀疑自己患抑郁症的事情告诉她。

我觉得你患上抑郁症的概率很大，
让我介绍一位精神科医生给你检查
和评估一下吧！

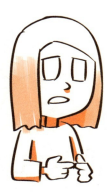

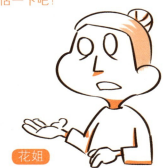

花姐

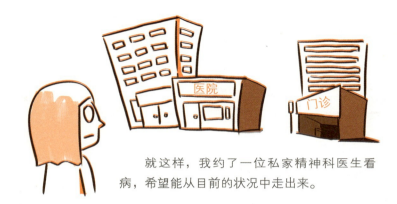

就这样，我约了一位私家精神科医生看病，希望能从目前的状况中走出来。

根据花姐说，在我国香港，有属于公立医疗系统的精神科专科诊所，到那里看医生，需要其他科医生转介。除了公立系统外，也有私家精神科医生和社区的普通科医生。

私家精神科医生多属于门诊服务，在私立医疗系统，能提供住院治疗的床位很有限。若是很严重需要住院的个案，很多时候，就是高官的孩子，都需要进入公立的精神科医院去。看私家医生的好处是较为有弹性，病人可以选择自己的医生，病人得到的隐私保障也较高，当然收费也比公立服务更为昂贵。

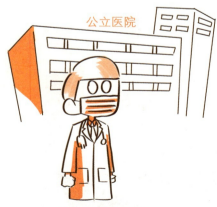

公立医院

精神科专科医生

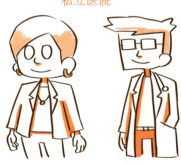

私立医院

私家精神科医生　　普通科医生

Miu Miu 自述：我的切身经历

我以前曾去过眼科、牙科，不过这次还真是有点紧张，去看精神科医生究竟是怎么一回事？

你好，我是预约过的 Miu Miu！

请把个人资料填写一下，然后把问卷也填一下，只要把能填的部分都填好，就可以了。

护士

请进！

房子里很安静，有些简单的桌椅，桌子上有一台计算机。医生没有穿医生袍，看上去态度亲切，她脸上的笑容令我紧绷的神经放松了一点。

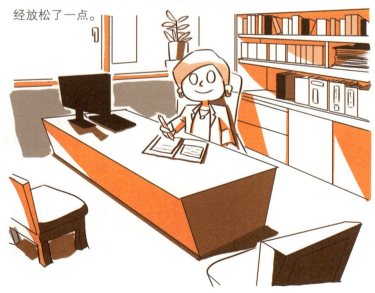

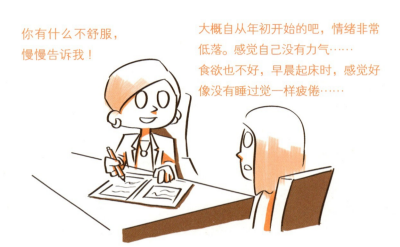

你有什么不舒服，慢慢告诉我！

大概自从年初开始的吧，情绪非常低落。感觉自己没有力气……食欲也不好，早晨起床时，感觉好像没有睡过觉一样疲倦……

　　我觉得精神科的诊断，主要是围绕问诊而进行的。差不多一个小时后……

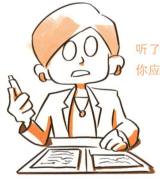

听了你的回答，从症状上看，你应该是患上了抑郁症。

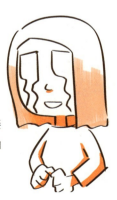

　　噢，果然是这样！我虽然感到有些难以接受，但情况已经非常清楚，所以我反而有点如释重负的感觉。

　　说实话，我的心情还是挺矛盾复杂的。

2 抑郁症的诊断标准

Dr. May 时间

DSM 诊断标准

目前在精神医学的临床诊断上，是依照一种在国际上被广泛采用的 DSM 标准来诊断抑郁症。这 DSM 标准，是美国精神医学专家为诊断精神疾病而创立的，对于各种精神疾病的诊断，都设定了相应的标准。特别的是，这些标准并没有包括什么化验、显影等检查指数，它主要是依据患病者本人的感受，以及周围人们注意到的现象来制定的。

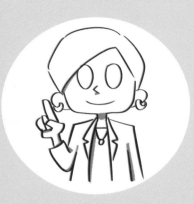

DSM 是什么？

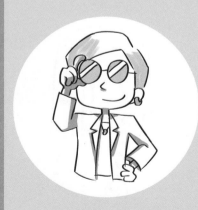

为便于对精神疾病进行分类和统计，美国精神医学学会在 1952 年出版了《精神障碍诊断与统计手册》（The Diagnostic and Statistical Manual of Mental Disorders, DSM），这是目前包括美国在内的多个国家在诊断精神疾病时最常用的参考标准。此手册其后经历过几次修订，最近一次是 2013 年的第五版（DSM–V）。

首先我们来看看抑郁症的诊断标准，我们可以举出以下一些症状。

DSM-V 对于抑郁症的诊断标准

（1）在连续两周的时间里，病人表现出下列九个症状中的五个以上。这些症状必须是病人以前没有的。**并且至少包括核心症状中的一个。**

核心症状：

a. 每天的大部分时间心情抑郁，病人感到情绪低落，或者是被旁人观察到无精打采、暗自哭泣等（注意：在儿童和青少年中，抑郁可以表现为易激怒，而不是明显的心情低落）。

b. 每天大部分时间，对大多数平时感兴趣的活动，失去了兴趣。病人有时会主动表达这情况，有时是被旁人观察到。

其他症状：

c. 体重显著减少或增加（正常体重的 5%），食欲显著降低或增加（注意：在儿童中，这些体重的变化，反映在体重停止正常地增加）。

d. 每天失眠或者睡眠过多。

e. 每天精神运动性迟滞或亢进（当事人的主观感觉，以及旁人客观察觉到的坐立不安或者不想动）。

f. 每天感到疲劳，缺乏精力。

g. 每天感到自己没有价值，或充满过分的自责、罪咎感（这些可以以妄想和幻觉的形式出现：如听到有声音质疑自己、责怪自己）。

h. 注意力、集中力和思考能力下降，做决定时犹豫不决（当事人的自我感觉，或是旁人的观察）。

i. 经常想到死。当事人或许只有自杀的念头，但没有具体的计划，或者是有自杀的具体计划，甚至有自杀行为。

除了以上九点，还有以下几点要注意！

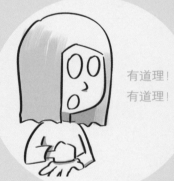

有道理！
有道理！

（2）排除双相躁郁（双相躁郁的诊断标准，请参见介绍躁郁症的章节）。

（3）上述症状对病人的生活、工作、家庭或其他重要方面造成严重影响。

（4）上述症状不是由于受到药物的影响（例如，药物成瘾、酗酒）或者是身体疾病所引起（例如，甲状腺分泌降低、贫血等）。

（5）上述症状不能仅因为丧失亲友而引起。如果有丧失亲友的事件发生，那么上述症状必须在丧亲发生的两个月后仍存在，而且对于日常生活和工作有显著影响。此外若在哀悼过程中出现病态的自责和罪咎感、自杀念头，以及妄想幻觉等症状，或有精神运动性迟滞，就有机会患上抑郁症。

Dr. May 继续说：

如果出现上述五个或以上的症状，就有可能是患上了抑郁症。

根据 Miu Miu 你的讲述及我的问诊结果，我认为你出现了上述 a、b、c、d、g、h 项的症状。我感到这些跟你平常的个性，存在很大差别。此外你的症状已经维持了起码一个月，影响日常生活和工作。你也没有药物依赖、酗酒和身体疾病。我诊断你患上了抑郁症。

Dr. May 的忠告：

根据 DSM 的诊断标准，网上有不少抑郁症的自我诊断量表，但这些健康问卷只能令你大约知道自己目前所处的精神状态，却不能作为抑郁症的诊断标准，当事人更不能由此自行诊断，抑郁症是需要医生临床诊断的。

举例说，某人感到情绪低落，这不一定是由抑郁症引起的，心情低落也可以由躁郁症、焦虑症或其他身体和环境因素导致。

这就像你不能诊断自己是否得了肺炎，你只可以根据一些身体不舒服的症状去求医。至于是否确诊患上肺炎，还是需要医生的专业检查判断。

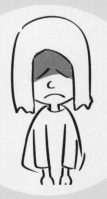

唉！原来自己不知不觉患上抑郁症。

Dr. May 时间 ————————————

仅根据症状进行诊断的理由

　　一般来说，出现病症一定有其发病的原因，例如因为病毒、细菌或是因为体内器官发生病变而引致疾病。查出发病的原因正是医生治病的根本。就好像中世纪时的"黑死病"，由一种称为鼠疫杆菌（Yersinia pestis）的细菌所引起。这些细菌寄生于跳蚤身上，并借由黑鼠等动物来传播。发现这个病因，就能把黑死病的病源歼灭。

　　那么，为什么精神医学与其他医学领域不同，诊断和治疗并不聚焦在探求发病的背后原因，反而仅对症状进行观察，就判定病症呢？

　　原来以前精神科医生也曾对发病的原因进行调查，并认为多数精神疾病是源于"心因性反应"（小参考1）。正如有些人因为受到很大的精神打击，经历过很大的灾害，而患上了创伤后压力后遗症、抑郁症等。当然人可以因为受到灾害、创伤打击而患上抑郁症。然而也有经历同样遭遇的人，没有患上抑郁症。事实上，许多人生活平平常常，甚至衣食无忧，也会患上抑郁症。

　　这样看来，人的心理状况千差万别，仅仅从"心因"（比如受到的精神打击、童年阴影等）的研究来解释抑郁症的"病因"，并将其消除，除了不可能外，也是不足够去治疗抑郁症的。

弗洛伊德（1856—1939），奥地利人，精神分析的创始人。他认为患者在"潜意识"的状态下，心理被强烈的欲望刺激驱动。这时，患者的"心理疾病"就显现出来了。以前的精神分析理论认为，查明了"心因"就可以治疗疾病，但以近代的实证医学看来，这种方法存在相当大的不足和漏洞。

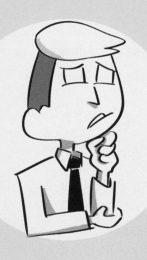

确实，我们也和 Miu Miu 身处在相似的环境呀！但是我们并没有患上抑郁症啊！

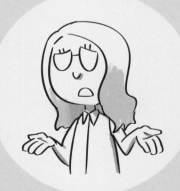

Dr. May 继续说：

从 DSM- Ⅲ 的出台到 DSM-Ⅴ

20 世纪 80 年代以后，对精神疾病的研究不再重视探求引起疾病的原因，而是制定了以症状为中心，对各种精神疾病进行诊断的标准。前文提到的从"心因"入手的研究方法被替代，根据新的标准来诊断，然后进行治疗，就成为研究的核心。

事实上，促成新动向的背景是，在 20 世纪 60 年代以后，研究者们发明了治疗精神疾病的有效药物，并且阐明了这些药物的作用原理。

在临床研究上，无论患者背后的病因有什么不同，都可以用药物进行有效治疗，所以聚焦在探明原因上，也就不再像以前那样显得那么重要了。

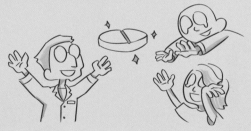

小·参考 ₂

1980 年发表的第三版 DSM-Ⅲ，对上一版进行了较大的修改，对每一种精神疾病都制定了单独的诊断标准，与对产生原因的探求相比，更重视对病症的分析。此后，对 DSM-Ⅲ 又进行了修改，使诊断的精准度大幅提高。现在被广泛使用的是 DSM-Ⅴ。

吃药了吗?

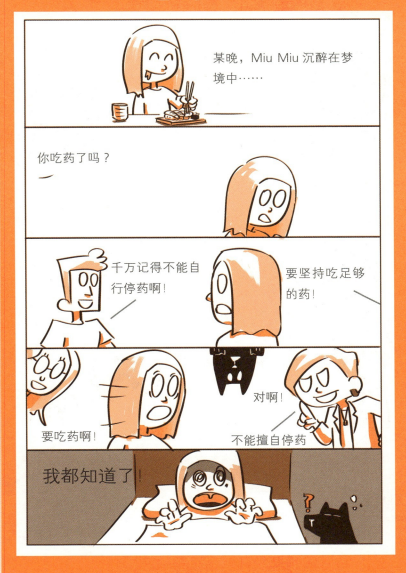

精神医学的秘密

有一次，有位中年女士有点困惑地问 Dr. May：

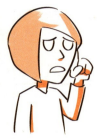

医生，你说我患上情绪病，除了问我病征来诊断外，需要进一步做检查吗？

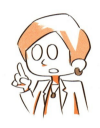

一般来说，精神科的各种诊断，是建立在观察、记录病历和病征上。而 DSM-V 都是根据临床现象、病征和统计来鉴定诊断的。

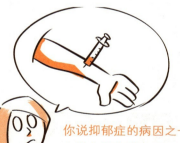

你说抑郁症的病因之一，是大脑血清素分泌不足。这种情况可以抽血检验吗？

不能够！大脑的化学传递物质复杂得很：各种传递物质微妙地互相影响，还有传递物质和相应受体的比例，都会影响病人的症状，不能简单地化验出来。

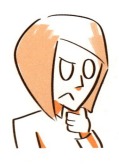

那么，精神科比中医还要虚无缥缈了，起码，中医还会替人把脉看舌头！

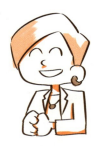

事实上，精神医学比起其他医学，看起来的确没有那么"科学"。

这些年来，大脑扫描技术一日千里，尤其是功能性核磁共振（fMRI）和正电子断层扫描（PET）技术的进步，使我们对神秘的大脑知道得更多。大脑是人体中最神秘和复杂的器官，进入21世纪，脑成像技术打开了我们对心智活动的了解通路，就像当年X光的发明令我们看到包在肌肉内的骨骼一样。

现在，我们知道感觉失调的患者，脑的体积比平常人小，前额叶和海马体都缺乏活动。强迫症和妥瑞氏症患者的背侧前额叶、基底核和扣带回都有不正常的活动。其他如自闭症、专注力失调、过度活跃症、抑郁症，甚至厌食症等疾病的患者，都扫描出大脑某些部位有异常活动和功能。当患者服过药，或进行心理治疗后，脑功能成像的结果也会恢复正常。

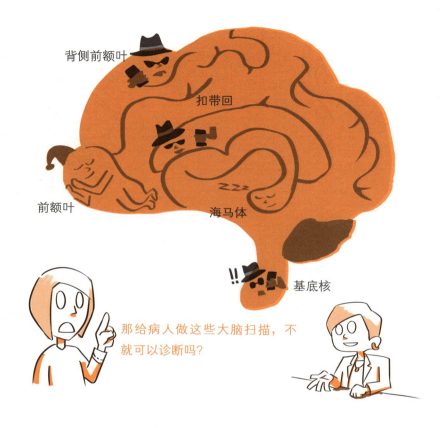

背侧前额叶

扣带回

前额叶

海马体

基底核

那给病人做这些大脑扫描，不就可以诊断吗？

答案是，到目前为止，除了认知障碍需要用大脑扫描去诊断外，其他的病症，脑部扫描出来的异常，只局限在一组病人跟参照组的比较上，这些统计学上的差异，还未能应用在个人的临床诊断上。所以到目前为止，临床的精神医学，无论诊断和治疗，都强调最原始的"望、闻、问、切"。精神科尤其强调沟通，所以医生的面谈技巧很重要。不过虽然精神医学好像看来不够高科技，但它侧重以观察、沟通和经验为主的训练，却经常令人有意外发现。

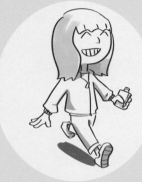 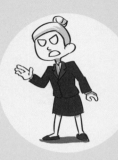

多年前，我在一间大医院工作，病房收了一个据闻是患上躁狂症的病人。病人年约 30 岁，是一位文职人员，她一向没有精神病的前科，也没有家族病史。入院前，她接二连三地从商店拿走几瓶香水，没有付款就离开。

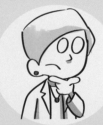 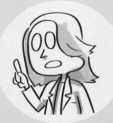

为何说她患上躁狂症？

她被店员和警察拘捕时，表现得满不在乎，还有点嬉皮笑脸。

这几个月，她曾在内科医院住过两次。

是的，一次是因为她行路不稳，一次是因为她突然小便失禁。

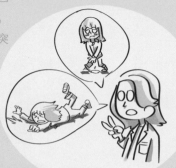

不过脑内科医生检查过她，还做了脑部的计算机扫描，一切都显示正常。她的症状不久也自然消失。

我看见病人，她表情冷漠、对外界漠不关心，没有半点躁狂症患者应该有的兴奋高涨，或激动暴躁。她究竟有什么问题？

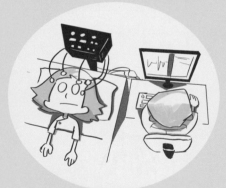

最后，我替她做了基本的脑神经检查，发现她有原始的神经反射，这些反应只出现在婴儿身上，但完全不可能出现在成年人身上。后来经过核磁共振检查，病人确诊为多发性硬化症，这情况很少在亚洲人身上出现，而她也是我遇到的第一个患上此症的病人。

原来最原始的"望、闻、问、切"，跟科技一样重要！

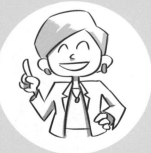

③ 药理

我的内心其实很抗拒吃药。

是这样的，你的抑郁症属于中度，已经影响到你的睡眠、食欲和日常生活。我认为在这一阶段，最有效的方法，是服用可以改善症状的药物。

医生，有什么治疗方法？

药？精神科的药？我吃了会起什么作用呢？为什么吃了药就能改善心情呢？这是什么原理呢？我需要更详细的解释！

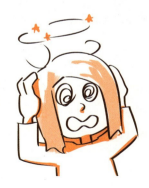

Dr. May 时间

让我说说脑袋的医学吧!

在说药物的话题之前，我们先来谈谈大脑的构造。

首先，抑郁症不是由大脑器质性的病变引起的，而是由于大脑内部的神经递质失去了平衡。

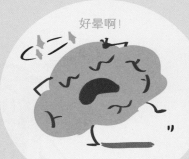

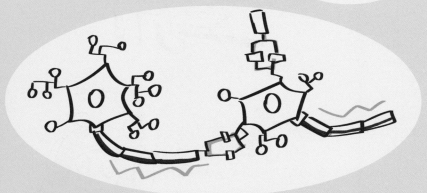

我们的大脑内部有 1000 亿个以上的神经细胞存在。这些细胞纵横复杂地结成了一个网络，由大脑和脊椎中央遍布人体的各部分，传递数量惊人的信息。

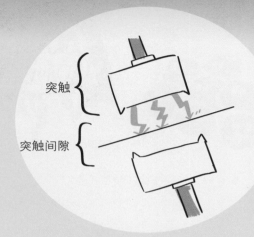

突触

突触间隙

　　信息通过极其微弱的电信号在神经细胞内传送，但是由于神经细胞与神经细胞之间，有极其细小的间隙，所以电信号无法传递。

　　在突触间隙有一种物质，被称为化学递质，它们在神经细胞的间隙里移动。也就是说，具有电性质的信号转变成了这些以化学物质为载体的信号。这些漂移在突触间隙里，传递信号的神经递质当中，有促进人的情感、情绪、思维变化的物质。

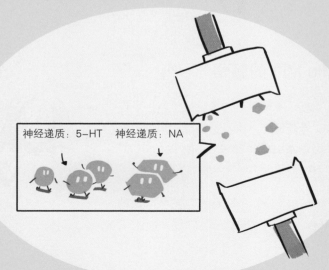

神经递质：5-HT　神经递质：NA

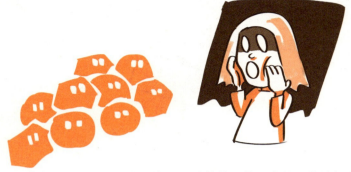

情绪？思维？那么我现在的这种情绪思维，也是因为神经递质吗？

抑郁症的产生，原来是和这种物质有关啊！真是不可思议！

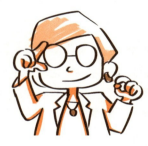

没错！5-羟色胺（5-HT）、去甲肾上腺素（NA），这类神经递质有使人感到心情平静，增加快乐的作用。这样说来，如果缺失了这种递质，人就会失去平稳感、快乐感和活力感，这些正是抑郁症的症状呢！

Miu Miu 的顿悟

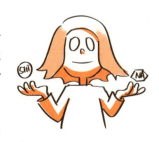

我一直觉得自己的身体里缺乏点什么。骨胶原？维生素？内分泌失调？都不是最重要的，原来我脑神经的 5-HT 和 NA 不足，才是根本原因！

这样想来，只要补充原本不足的 5-HT 和 NA，不就好了吗？

对抑郁症进行药物治疗的目标正在于此。但是由于种种原因，目前如何把 5-HT 和 NA 快速有效地向大脑深层输送，还是一项挑战。所以研究人员采取一个迂回的办法，就是使用一种叫作 SSRI 或是 SNRI 的药，它们具有抑制 5-HT 和 NA 回收的功能。

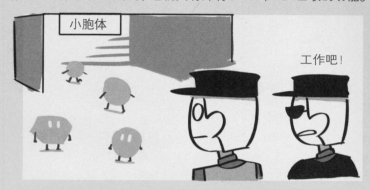

得了抑郁症的人，并不是一点 5-HT 和 NA 都不能产生，只是不足够。而且，神经递质与神经细胞受体的结合，本来也不存在百分之百的命中率。

有一部分 5-HT 和 NA，与受体不能结合，在突触间隙里漂移，很快被释放它的神经细胞小胞体再回收了！

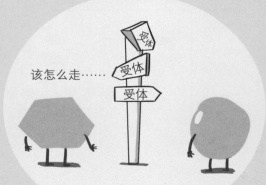

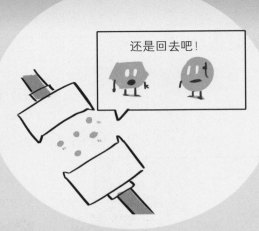

要减少抑郁症患者的 5-HT 和 NA 损失，就要最大限度地提高它与受体的结合率。我们所使用的，就是刚刚提到的、有抑制回收作用的 SSRI 和 SNRI。他们阻止 5-HT 和 NA 被神经细胞内部再吸收，不能返回的 5-HT 和 NA 在没有办法的情况下，以受体为目标，一而再、再而三地漂游在突触间隙里，使得结合率大幅上升了！

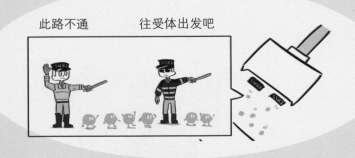

这样一来，即使 5-HT 和 NA 的量少，也会没有损失地被吸收，使其与正常情况接近了！

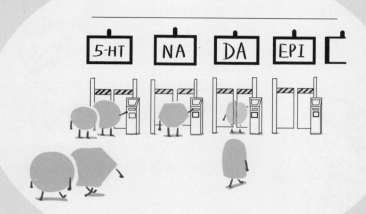

受体是一种由不同神经递质种类决定的，像特定的接纳窗口一样的物质。

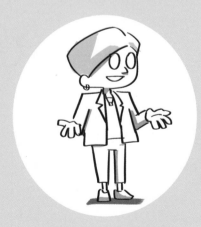

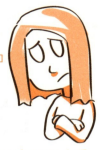

呀，要是这样的话，只有在服用了 SSRI 和 SNRI 时才会正常，那岂不是我要终身服药了？

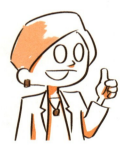

放心，没问题的。服用 SSRI 或 SNRI 之后，如果能够做到充分休息，足够运动，改变导致抑郁的思维模式，减低压力源，提高抗压力……身体的状况就会全面改善，渐渐地，通过自己的力量就可以恢复释放 5-HT 和 NA 的机能！

打个比方，这种药就像骨折时，用来固定骨骼的石膏一样。

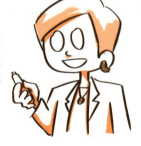

除了处方抗抑郁药外，患上抑郁症，身体的能量和心理的承受力会减弱，因此一定要好好休息，因为你的睡眠状况不好，所以我也同时给你开些有助睡眠的药。

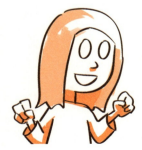

要尽可能地休息！感觉轻松了，终于有希望了！

治疗：
不要着急，慢慢来

① 关于治疗恢复

Miu Miu 放假在家休息

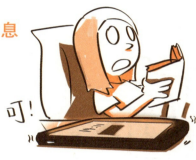

可!

Miu Miu ，要我到你家陪陪你吗？

你可以上来的，不过我没有什么精神打扮!

不打紧的，我来看看你，跟你聊聊天……

在家我只会躺着

乖!

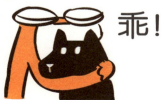

基本上，在家只会躺着，整天只穿睡衣!

你可不可以帮我一个忙，替我向公司请假，医生说我要休养一段时间，看来年假都得用上了！

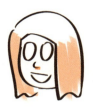

花姐说你起码要休息一个月！
过些时候，花姐也要来探望你！

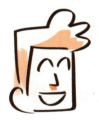

麻烦你们

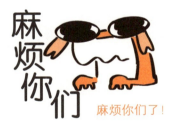

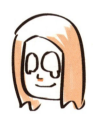

麻烦你们了！

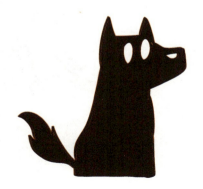

② 休养的必要性

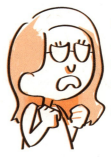

听说 Miu Miu 要休息一段时间。是不是因为我说了什么不该说的话，刺激了她，令她患上了情绪病？

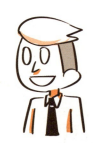

不大可能吧，你别想太多了！就算是也已经过去了，我们还是看看怎样令 Miu Miu 早些康复，有什么能帮得上忙的！

Miu Miu 的感受

药是吃了，但是觉得没有什么明显改善。也许是因为得到了休息，不用上班，所以有一点轻松的感觉。起码睡觉是比较好了！

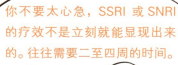

你不要太心急，SSRI 或 SNRI 的疗效不是立刻就能显现出来的。往往需要二至四周的时间。

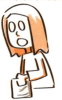

说实话，吃药后的反应和我想象的不一样。不过我还是先好好休息。

在这段时间，尽可能把工作和责任放下。若是真的睡不着，可以暂时服用安眠药。

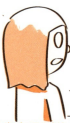

此外，如果抑郁症患者有强烈的焦虑感，还可以服用抗焦虑药，例如镇静剂。这类药物对抑制焦虑情绪很有效，也比 SSRI 见效快。不过长期服用，就会对药物产生依赖性。

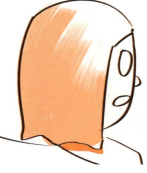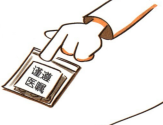

在办公室

第一个星期每天服三片药，第二个星期也是三片药，但剂量不同，屈指一算，这已经是第 20 天了。

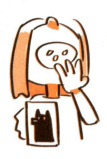

怎么回事呢？今天觉得天气很好，我约了泰臣一起遛狗。阳光照下来令人好舒服啊！好久没有这种感觉了。

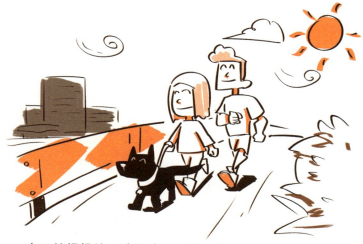

今天就慢慢地一边遛狗，一边散步吧！外面的景致看起来很不错！

Miu Miu 你脸色看起来好了些，笑容多了，话也多了。

我感到自己的情绪，开始有些变化了……觉得心情开朗了！

Dr. May 时间

抗抑郁药一旦发挥了作用，的确可以维持疗效。然而，如果觉得有所改善，就减少服用的剂量，或是不再继续服用，那是很危险的。无论怎样，短期来说，都是因为药物起了作用，情绪才得以改善，脑部的神经递质还未真正得到彻底的调节，所以一旦停止用药就会很快回到老样子。

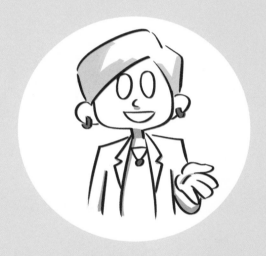

最初的一个月，因为我要看 Miu Miu 吃了药后的反应，她是每星期见我一次的。

四周之后：Miu Miu 复诊的时间到了！

这次你看上去面色很不错啊，睡眠状况怎么样？

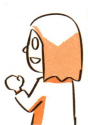

刚开始还使用过一段时间安眠药，现在的睡眠状况好多了。我已经停止使用安眠药！

安眠药不可以长期吃，但坚持服用抗抑郁药是很重要的，有人一旦觉得症状减轻就停止服药，这对病情有坏影响。

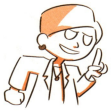

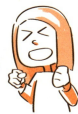

我知道了，你重复说了很多次了！

在办公室

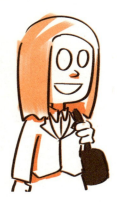

就这样，不知不觉过了两个月。我终于可以恢复正常生活，去上班了。

欢迎你回归我们的大家庭！若你遇到什么困难，要开门见山地说出来！

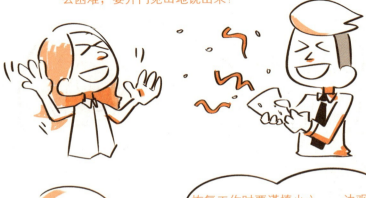

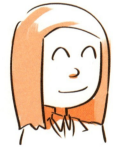

恢复工作时要谨慎小心，一边观察身体的状况，一边进行阶段性的恢复，不要一下子工作负担过重。

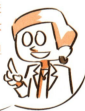

其实我自己也有自知之明，我心里面也害怕要一下子全速地恢复之前的工作。

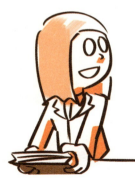

我会告诉自己工作时间不能太长，每天要早些回家。

Miu Miu 的治疗日记

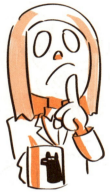

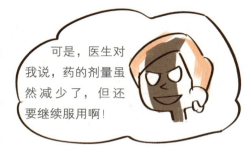

可是，医生对我说，药的剂量虽然减少了，但还要继续服用啊！

我看上去好了很多，是不是已经没有任何问题，可以过正常的生活了？基本上，我现在已经可以和大家一起工作、一起拼搏了。我想是时候停药了吧！

说实话，一直吃药，令我感到自己还是一个病人。

又到午饭时间了！

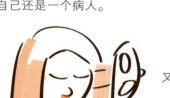

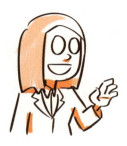

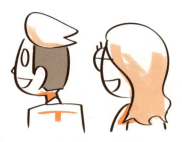

KC、Jelly，不如今天我们试试新开的那间餐厅，我要请你们吃饭，多谢你们一直以来的关怀。

那就恭敬不如从命了！

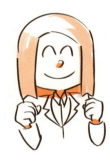

不仅是变得有精力了，我觉得自己的心态和感觉也恢复了原来的样子，Miu Miu 真的回来了！

话又说回来，如果能维持这样子，就算要吃药，也没有什么大不了，我的生活能重回正轨，如果因执着一种想法，而令自己的精神健康受到影响，那就太不值了！

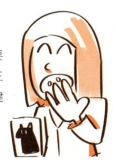

4 回顾 Miu Miu 的病例

到目前为止，我们已经看到了一个患有抑郁症的典型病例。作为总结，让我们扼要地回顾一下 Miu Miu 发病时的情况、症状和康复的过程。

抑郁症并不是一觉醒来突然发作的疾病，而是随着大脑内部神经递质功能的平衡失调越来越严重，并表现出明显的症状。症状变明显的过程中，也会有些小的波动，有时会感到自己有些恢复了，但是从总体来看，会出现情绪低落等症状，精神与身体的异常变化也越来越强烈。

因为抑郁症是一种发展缓慢的病症，所以很多人在发病初期，会选择强忍着情绪和身体的不适。渐渐地，在勉强自己去应付工作和家庭的过程中，病情会进一步恶化，形成一种恶性循环……

事实上，抑郁症很多时候是以渐进方式"蚕食"患者的，所以患者往往"适应"了这种状态，而不易察觉自己不妥，甚至还为自己的改变自责！这时候，身边的家人和朋友就起了提醒和鼓励的作用！花姐就曾提供了很好的意见给 Miu Miu。

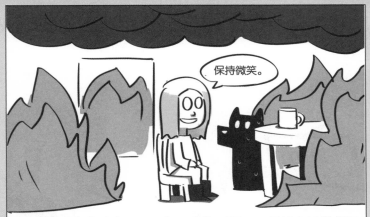

一些细微变化的出现，可能要追溯到更早，虽然自己觉得不太对劲，但还是一直坚持工作，当时实在太辛苦了！

　　Miu Miu 在进行治疗的头一个月里，一边进行治疗，一边进行休养。这个阶段，可以称为"集中治疗期"。

　　之后的三个月，Miu Miu 一边治疗，一边逐渐恢复工作，这是集中治疗期以后的阶段，是对治疗成果的检验，这个过程是一个"磨合巩固期"。

　　有时候这个时期会更长。另外，药物的服用量虽然可以减少，但是服药还要继续。从这点上看，对抑郁症的治疗，确实要有打持久战的心理准备。但是充分地对治疗成果进行检验、磨合和巩固，可以防止抑郁症的复发，从长期来看是非常有好处的。

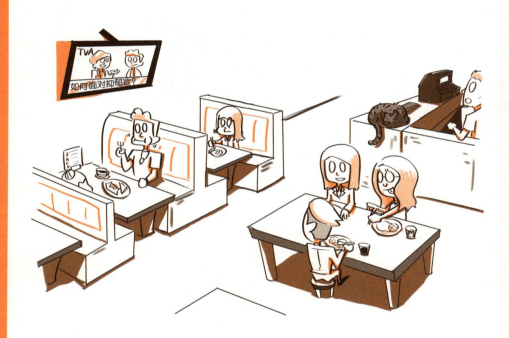

第二章

了解抑郁症症状

从 DSM-V 的诊断标准开始

在第一章，我们以 Miu Miu 为例，讲述了有关典型抑郁症的知识，其中简单地介绍了如何按照 DSM-V 标准来诊断抑郁症，现在我们按照 DSM-V 的诊断标准，更详细地讲解一下抑郁症的症状。

乍看你也许觉得这个诊断标准很详尽却很复杂，不过有了它，便可基本明白诊断抑郁症的具体方法。

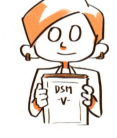

对照诊断标准，一个人如果有五项或以上症状都吻合的话，那么他就很有可能是患上抑郁症了。诊断标准所记述的症状有时是由患者本人叙述的，有时是周围的人感受到的。但是与诊断标准是不是吻合，最终还是需要专业医生来判断，并非单凭个人臆测。

① DSM-V 症状 1：抑郁的情绪

一天到晚总是抑郁
——通过患者本人的表述或周围人的观察来判断

抑郁症的主要症状就是情绪处于抑郁状态。虽然被称为抑郁，但不是抑制忧郁的意思，而是应该解释为被抑郁的情绪所控制。

事实上情绪低落是人们形容抑郁症症状的常用词。苦闷的情绪变得强烈，由悲伤、空虚感带来的消沉情绪持续不散。此外，会有表情缺乏变化、爱哭，或是表现出很痛苦的样子等症状，有时身边的人也会注意到患者本人的这些变化。

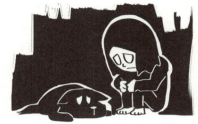

当然谁都会有感到郁闷的时候，可是如果每天都持续处于这种状态中，就有可能已经超出正常范围。

不过即使终日都感到郁闷，每天下午到傍晚的时候，有些患者也会觉得症状减轻了，这种现象被称为"昼重夜轻"。

② DSM-V 症状 2：兴趣及快乐的感受减退

每天基本上对什么活动都不感兴趣，快乐感明显减退

丧失了对事物的兴趣和好奇心，基本上感觉不到有什么值得高兴和幸福的事情。虽然在程度上有所差别，但患上抑郁症后总是会出现这样的症状。是否有这样的症状，是区分是否真正患上抑郁症的关键所在。

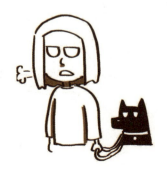

事实上，一般人如果出现了郁闷的情绪，即使是在工作或是在学校的时候觉得很难受，也还是会热衷于他所感兴趣的事情。如果遇到

了高兴的事，就会心情舒畅，情绪会发生变化。

如果得了抑郁症，精神上的能量就会枯竭，从而导致他对一直喜爱的事情和爱好都失去了兴趣，甚至没有反应。

所以，即使是容易郁闷的人，只要还有什么可以让他充满热情和动力的，他就不是真正患上了抑郁症。

③ DSM-V 症状 3：食欲和体重的增减

没有减肥或增肥，体重却明显地减少或增加

比如一个月内体重发生异常的变化，或者是几乎每天食欲都有所下降或增加。

大多数抑郁症患者都会有食欲下降的情况，不再有想吃什么东西的念头。

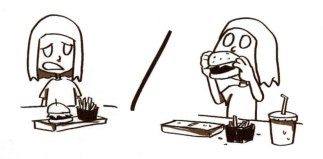

有些抑郁症患者还会有因暴饮暴食的倾向而导致体重增加的

表现。体重的增加虽然有缺乏运动等不同的原因，但作为抑郁症的典型症状需要特别注意。

4 DSM-V 症状 4：睡眠状况的异常

几乎每天都会失眠或嗜睡

　　患上抑郁症时睡眠就会出现问题。轻者即使是入睡没有问题，也会在凌晨三四点醒过来，然后就迷迷糊糊的，怎么也睡不着（晨醒）。由于睡眠不足，症状又进一步恶化。

　　相反，有人会出现极端的嗜睡现象。这并不是能产生活力的、使人神清气爽的睡眠，而是由于精力的枯竭导致醒不过来。

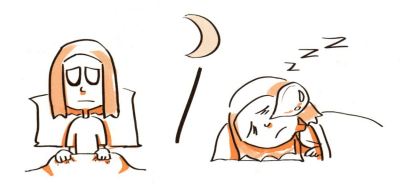

⑤ DSM-V 症状 5：精神运动性的焦躁和迟滞

几乎每天都表现出精神运动性焦躁或是迟滞的症状（不仅是患者本人感到坐立不安，或是动作呆滞迟缓，而且已经到了身边的人也注意到了的程度）

患上抑郁症会表现出焦躁或行为迟滞的症状。说起焦躁，好像有些与抑郁症表现出来的情绪消沉对不上号。但的确有些抑郁症患者有时会表现出焦躁的情绪。

患者总是不停地说话，不能够安静下来，乍看像是过度活跃，但又不是那种明快开朗的感觉，总是用很固执的口吻说话，坐立不安，经常面无表情、烦躁地走来走去。

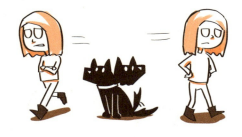

相反，精神运动性迟滞的症状，表现为所有动作都变得缓慢：说话减少、思维也变得迟缓。极端的时候与别人攀谈时也是无言以对，甚至连饭都不想吃。上述的这些症状被称为精

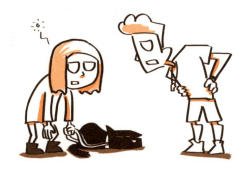

神运动性迟滞。

像这样的迟滞状态，怎样看都是抑郁症的症状。由于焦躁所引起的总是不停地说话，过度活跃等，往往容易被大家忽视，所以要格外注意。

6 DSM-V 症状 6：疲倦，没有气力

几乎每天都感到疲倦、没有气力

有许多患者诉说，即使是自己都觉得自己太颓丧了，再不做点什么是不行的，但是身体就是没有力气动起来，觉得疲惫不堪！导致日常生活出现了障碍，即便简单如早上洗脸、穿衣服，都让人觉得身心俱疲。

这样的情况，容易被误诊为是由于身体其他器官引起的不适，而做过多不必要的检查。此外，有些人会误解患者是颓废，是"懒人"而加以责备，这两种态度都是对患者没有半点好处的。

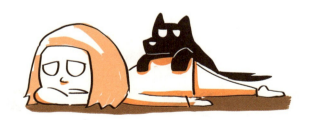

7

DSM-V 症状 7：价值感丧失、有罪恶感

总是觉得自己没有什么价值，有不必要且毫无原因的罪咎感（有时会有妄想症状出现）

患者往往只是一味地怪责自己，而没有意识到这些心态是患病造成的。

这是一种表现在"思考层面"的抑郁症，贬低自我，认为自己做什么都不行，即使是那些与自己无关的事，也认为都是自己的过错而责备自己。

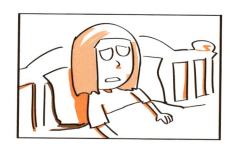

DSM-V 症状 8：思考能力及专注力下降

**思考能力和专注力几乎每天都在减退，
决断力在下降
——通过患者本人的表述或周围人的观察来判断**

思考能力和专注力的降低，使患者生活上出现了障碍。患者不能够阅读，即使读了脑袋也留不下什么印象，决定的能力也变得迟钝了。有时一些高龄者由于注意力下降而引起健忘，还会被误会为患上了认知障碍。

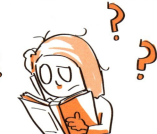

9 DSM-V 症状 9：有自杀的念头

**患者总是反反复复不停地考虑死亡，
对死亡并不感到恐惧**

患者可能出现"如果自己死了，就解脱轻松了"的想法，病情严重者更有自杀的企图或实践计划。

患了抑郁症的人对自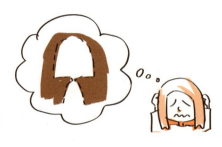
杀的心理描绘，经常会表
现为反复出现的自杀念头。
当然即使是健康的人，在
非常消沉时，也会有想到
自杀的时候，但是这种消
极的意念大多数情况下只
是假想，当事人只是质疑自己的存在价值，与真正实践还是有距离的。

不过对抑郁症患者而言，这种因为想要从抑郁的痛苦心情中解脱，而产生的"自我消失"或者"如果自己不在了，对社会和家庭都会有好处"的想法，会反反复复不停地出现，而且最终付诸实践的可能性，还是很高的。

所以，不只有癌症、心脏病会夺命，患上抑郁症也会死人的！

在抑郁症的重病急性期，由于连自杀的力气都没有，实施自杀的反而少见；大部分都是发生在体力有所增强的恢复期，患者不时会因一点点症状的反复而产生悲观情绪，因此而自杀的例子，则很多见，对此我们不得不多加留意。

抑郁症的其他表现

① 抑郁的症状在一天之内的变化

抑郁症的发现经常是比较晚的，主要原因就是抑郁症经常有在一天之内变化的特性。常见的情况是在上午的时候，还不能控制情绪，下午开始就觉得一点点地好了起来，到了晚上甚至觉得完全好了。可是到了第二天早晨，情绪再次恶化。抑郁症的症状在一天之内的变化，有时会被当成是身体恢复的现象，被视为没有患上抑郁症的证据，因而未能及时治疗，所以要特别留意。

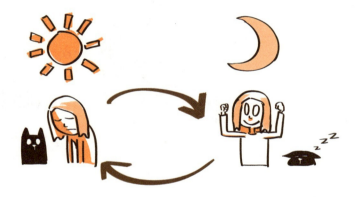

② 冬季的抑郁症：抑郁症的季节性

原则上无论什么季节，抑郁症都会发病。但是我们也知道有些患者在秋冬季发病，到春天时会感到心情轻松愉快。情绪按照季节的变化节奏而改变：冬季的时候开始发病，到了春天心情逐渐变得舒畅。其中缘由至今还未完全清楚，可能与日照时间长短有关，而抑郁症的症状也随自然环境而变化。

这种季节性的情绪病，在一个季节明显的地方，如北美、北欧、亚洲北部，大洋洲南部和南美等地区，尤为明显。在北欧，约有一成人患有季节性的情绪病。

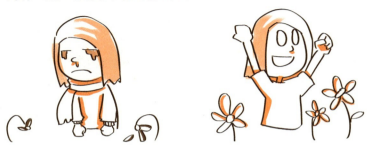

③ 不同年龄段的抑郁症特征

抑郁症的发病，有两个高峰，一个是三十多岁，另一个是五十岁前后。可是随着社会老龄化，如今发现有很多高龄长者也患上了抑郁症。此外，儿童期抑郁症的存在也得到了确认，所以说，无论什么年龄段，抑郁症都在蔓延，这是越来越明显的事实。

抑郁症的症状，按照年龄段的不同，表现出如下一些特征。其中某些部分跟典型的表现不太吻合，这里列举其表现形式。

儿童期、青少年期

不能准确地表达出抑郁的心情，症状主要表现为行动受到抑制、不活跃，或表现为焦躁、行为问题、学业成绩下滑，经常处于精神恍惚的状态。

中、老年期

多表现为焦虑、焦躁感强烈。

4 身体症状明显的抑郁症

抑郁症的主要症状就是情绪的异常，一般来说这是一个渐变的过程。然而在发病的初期，与精神上的症状相比，身体方面的症状，如不明疼痛、倦怠，身体不适但找不到病因等，这些症状比精神症状更明显，掩盖了患者得了抑郁症的事实，因而拖延了诊治。

这就好像是抑郁症"伪装"成其他病症，我们称这种现象为"伪装的抑郁症"，因抑郁症可以有不同"面具"，所以千万别忽视了它的多面性。

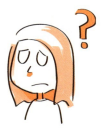

5 产前抑郁症

可能跟一般传统的观念有落差，怀孕期的妇女，并不免疫于情绪问题。女性在产前患上抑郁症是颇为普遍的现象，大约15%~20% 的孕妇曾感到不同程度的抑郁。

由于产前抑郁症的症状，例如抑郁的孕妇感到疲倦、没有动力、对事物失去兴趣、胃口改变（没有胃口或者暴食），以及睡眠习惯改变（失眠、嗜睡、睡眠质量欠佳）等，与一般怀孕时遇到的不适非常类似，不少人会误把这些情绪病的症状当作怀孕期的不适，因而令患者无法获得适当的关注和治疗。

此外，患上抑郁症的妇女会食欲不振，导致营养不良；她们也较多有吸烟和酗酒等问题（企图用烟酒来减压），这些都会直接伤害胎儿。所以患有抑郁症的孕妇，有可能产下过轻的婴儿（即体重少于 2,500 克）；她们也会比一般精神健康的孕妇，较容易产下早产儿（即少于 37 周就出生）。

6 产后抑郁症

产后抑郁症的发病率，大约有 15%~20%。发病过程通常是渐进式的，但症状也可能出现得很急很快，并在产后一年内任何时间出现。产后发病的高峰期，分别是 8 个星期和 6 个月。当中有差不多 15% 的产后抑郁症患者，是在怀孕期发病的。

除了上述抑郁症状外，这些妈咪通常还会变得过度忧虑或紧张、易怒或感到急躁、恐惧、不安，及难以做决定。有些妈咪形容其间感到失去自己，面对孩子时感到不安或对孩子没有感情，记忆力下降（例如忘记约会）。这些症状，都会影响孩子的成长和日后发展。

7 躁郁症：双相情感障碍 II 型（Bipolar II）

双相情感障碍 II 型（Bipolar II），旧名是"躁郁症"。

患者相对性地较长时间处于抑郁状态，所以很多时候被认为是患上抑郁症。当患者经历"轻躁"时，往往乐在其中，而不会感到自己需要治疗，所以若医生不主动询问，患者可能不知道要告诉医生。**"轻躁期"的表现是情绪高涨，思想奔腾及说话不停等。**

躁郁症患者的药物成瘾和酗酒情况都比单向抑郁症患者严重。这导致医生分不清那些情绪失调跟饮酒、药物有关，还是情绪病本身的病征。

大约有一成最初被诊断为单向抑郁症的病人，之后会被发现他们其实是患上了躁郁症。

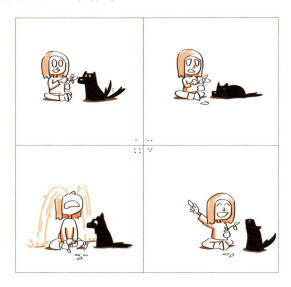

躁郁症的治疗跟单向抑郁不同，躁郁症患者对抗抑郁药的反应不但不理想，还会加速其情绪病的两极转换，也会诱发躁狂状态、情绪病的混合状态等。患者在情绪的混合状态中，自杀率更高。所以及早觉察和正确诊断很重要。

抑郁症的共病情况

在现实生活中，我们不会只看见单纯患上抑郁症的病人，其实，与抑郁症共存的情况很多，医学上我们称之为"共病情况"。

① 抑郁症和焦虑症：Miu 爸爸的故事

Miu Miu 的独白

我渐渐恢复，已经可以正常上班。当我放假的时候，经常会约泰臣见面。

最近我觉得爸爸有点不对劲！

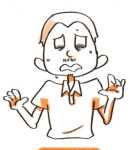

爸爸为人一向都是紧张大师，整天杞人忧天，其实这样子我们都习惯了！不过最近他好像玻璃心得要命，什么也接受不了，电视新闻播出的天灾人祸，他都不敢看。

Miu 爸爸

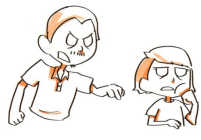

还有他很暴躁，会对妈妈没来由地发脾气。

 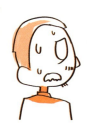 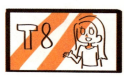

最近山竹台风来袭，他惊惶不已，好像面临世界末日。

他说当年暴雨成灾，引发山泥倾泻，半山区旭和大厦坍塌。
他说山竹的雨势，令他觉得自己住的大厦将要倒塌！

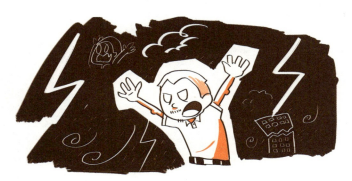

爸爸自退休后，人越来越悲观，
他还有长期失眠问题！连他喜爱的羽
毛球也不打了。据他自己说，是膝盖
不行了！

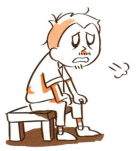

爸爸有点不妥……

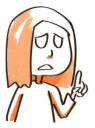

要不我叫花姐跟他
谈谈？他们都是退
休人士，应该容易
谈得来！

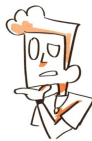

于是，我陪着爸爸，约了泰臣和花姐。我费了九牛二虎之力才把爸爸拉出来。

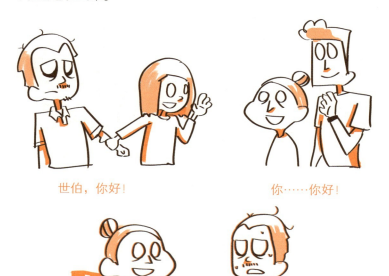

世伯，你好！

你……你好！

不问犹自可，原来爸爸有死去的念头。

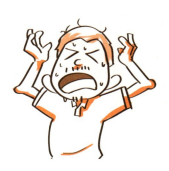

与其等死，不如自己了结自己！太辛苦了！

世伯，我带你去看医生吧！

花姐犹如我的在世菩萨！

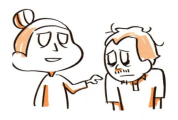
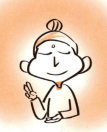

在诊症室内，Miu 爸爸终于把苦水吐出……

医生，我很怕，好像大祸临头！
还有，我周身不舒服，胸口很闷！已经看过心脏科医生，检查结果是一切正常！

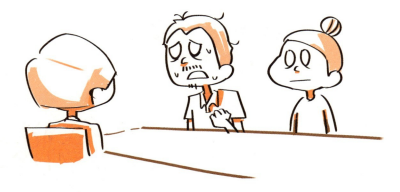

你以前应该患上了广泛性焦虑障碍！

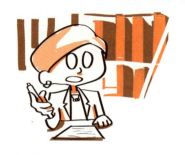

这点我不知道，我时不时失眠，要到家庭医生处取安眠药，医生说我有神经衰弱。

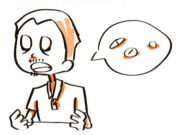

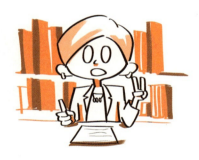

以前所说的神经衰弱，不少其实是焦虑症。不过这次不同，除了焦虑症外，你还患上了抑郁症！你的兴趣动力也在减退，还有满脑子的负面思想！

伯伯，你要乖乖接受治疗！

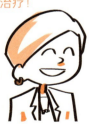

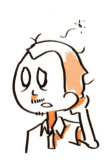

Dr. May 时间

焦虑是何物？

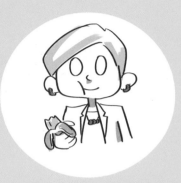

焦虑是每个人都会经历的情况。焦虑令我们感到有压力，但人没有压力，就不肯去干一些辛苦沉闷、不大情愿但又不得不做的工作。适当的焦虑令人的潜能得到更佳的发挥，好像考生面对考试有"恰到好处的焦虑"，就能把压力化为动力，往往成绩会更好。不过人若有过多的焦虑，就会成为过度的烦恼担心，引起身心不适。

广泛性焦虑障碍与正常焦虑的区别

人遇到压力，很自然地会产生焦虑。事实上，调查发现我国香港有 14% 的受访者因生活压力而感到十分焦虑。

从表面症状来看，患有广泛性焦虑障碍的人，与一个正在面对压力的人，所经历的十分相似。但后者是"客观地"面对困难。而广泛性焦虑障碍的患者，并不真正在面临一些"实际的"困难，就是真的有困难，其严重性也远比他们所忧虑的更低。况且，他们所担心的范围也很广泛，一波未平、一波又起，而且持续时间很长。

根据 DSM-V 的定义，当这种焦虑影响到我们应对日常生活的能力，使我们心里动荡不安，甚至引起身体很多不适，那么，这种焦虑便是过分、不正常的了。而症状若持续六个月或以上，就是病态。

普通焦虑

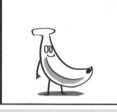

招财进宝，我一根蕉能做什么呢？

好大压力

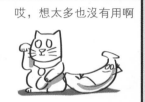

哎，想太多也没有用啊

广泛性焦虑障碍

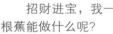

招财进宝，我一根蕉能做什么呢？

我会不会就这样放太久变成黑蕉走过一生呢？怎么办？

这不是招财猫吗！？那我不就要……

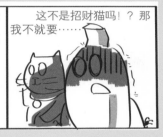

何谓广泛性焦虑障碍？

广泛性焦虑障碍，以前俗称为"神经衰弱"。它非常普遍，在一些国际性的研究中，有 2%~4% 的人患有广泛性焦虑障碍。女性的发病率为男性的两至三倍。若以香港 700 万

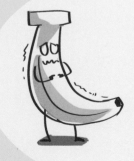

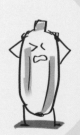

人口计算，估计有 14 万人有焦虑症。不同程度的焦虑症，都会对工作生活有相应的影响。

广泛性焦虑障碍患者可能会有下列表现：

（1）思想与情绪

患者经常感到紧张、烦恼、担心、忧虑。

（2）紧张的感觉

患者感到紧张、不能放松，肌肉收紧、跳动、疼痛，经常感到头痛、坐立不安、容易疲倦。

（3）身体表征

a. 消化系统方面，有口干、吞咽困难、肠胃"多风"、吐泻。

b. 呼吸系统方面，感到胸口紧绷、呼吸不顺，吸气要用力等，或呼吸急速。

c. 心脏系统方面，感到心跳、心跳失调、颈部动脉大力跳动。

d. 泌尿系统方面，觉得小便频繁、失去性欲，男性阳具不举，女性月经失调。

e. 其他：有些表现为耳鸣、头晕、眼花、眼蒙、不能入睡、做噩梦。

Miu 爸爸的情况

Miu 爸爸在二十多岁的时候，就很容易感到焦虑，他以为这是所谓"神经衰弱"。事实上，这些年来，Miu 爸爸时不时都感到焦虑，有时好些，有时差些。焦虑的感觉从来未曾从他生命中离开过，到了中年和老年，他已经适应了这感觉。

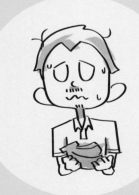

不过最近，Miu 爸爸尤其感到易怒急躁、恐惧不安，对事情常常犹豫不决，精神难以集中。他自己本人也觉得日子过得很难受。

事实上，Miu 爸爸已经对以往喜欢的事物失去了兴趣，还感到前景一片灰暗，他心中感到很孤单绝望！

Dr. May 的忠告：

说到广泛性焦虑障碍的成因，三分之一是因为"神经质"（Neuroticism）的遗传特质，而"神经质"的遗传也会使人较易患上抑郁症。所以焦虑和抑郁是经常"手牵手"的：例如先患上焦虑症，接着演变成抑郁症。另一情况，是两者同时出现，这是很常见的情况。不过若是这样，也会被视为抑郁症来治疗。

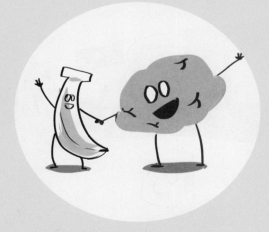

人们为什么使用药物？人们使用药物的理由有很多。有些药物会引发一种强烈难忘的忘我狂喜（rush, ecstasy）。有些人是在同伴压力或生活压力下才使用药物。以后者来说，有些人有时是采取"自我施药"来处理疼痛、焦虑或忧郁等不快感受。在成瘾状况下，使用者可能是为了避免戒断的负面症状才去使用药物。因为戒断症状（在停止用药的情况下）是一连串的痛苦的感受和心理反应。

Henry：我是一个酒鬼

Henry 是花姐的朋友，他们曾经是护理学院的同学，后来 Henry 转到普通病房工作，而花姐则选择留在精神科。但在临近退休时，上司发现 Henry 在工作时间满身酒气，手发着抖，最后把 Henry 提早劝退。

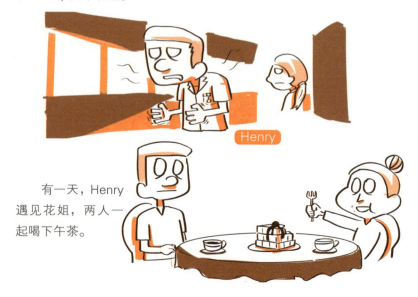

有一天，Henry 遇见花姐，两人一起喝下午茶。

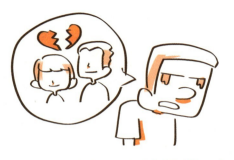

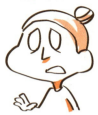

这是很大的打击啊!

我最近因为发现了太太有婚外情,感到很难过。你知道我一直没有子女,太太没有多想,就决定跟我离婚。她分了我一半财产,把我赶出了家门。我感到自己是一个很失败的人!

其实我一直都不开心,工作不顺利,想有孩子,但太太不肯!最糟糕的是我在的病房出现了一连串的医疗失误,虽然跟我没有直接关系,但间接影响了整体的士气!

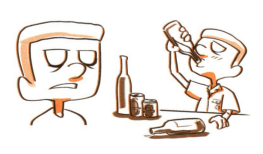

我开始睡得不好,心情低落。有一次,我发现喝酒可以令我较易入睡,渐渐地,我白天也渴望喝酒,因为酒精令我感到没有那么痛苦,我想麻醉自己!

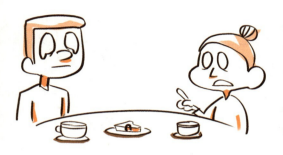

酒到愁肠愁更愁啊！我看酒精不是你的出路，它不是你的舒适区，它是你的沼泽地，令你泥足深陷！不如我陪你去看看医生！

又见面了，花姐！

劳烦医生您了！

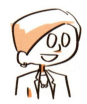
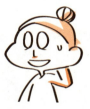
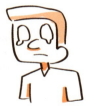

最后，医生诊断 Henry 除了酒精成瘾外，还患上了抑郁症。

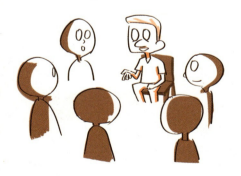

医生开了处方药物给 Henry，也帮他订下了戒酒计划。医生还给 Henry 进行了一系列的心理辅导，最后介绍他到戒酒无名会（Alcohol Anonymous，简称 AA）的一个自助小组去。

Dr. May 时间

压力、情绪和酗酒

事实上，我们承受的压力越大，使用药物的可能性也越大。

压力源于一种令人不安，会改变正常身体反应的刺激，如恐惧、痛苦等。适当的压力是动力，不过，过度的压力会造成身体的改变。压力令身体处于警觉和备战状态，当然这些对我们的生存至关重要，但这是一种很"吃力"的反应，而且持续不断的慢性压力，可以酿成情绪和身体上的伤害。

慢性压力会影响许多身体器官系统，让我们感到抑郁、焦虑、沮丧、疼痛、疲倦、身体不适等。压力还会压抑免疫系统，让我们更容易受到感染，甚至患上癌症。

压力源与个人因素相关：同一件事对某人是一种压力，对别人就未必如此。压力源有许多种类：包括天灾、地震；此外生命中的重大改变，也可能是严重的压力源。Henry 经历了太太的出轨、离婚；加上工作的种种不如意，甚至被提早劝退。这些压力层层累积，最后影响了他的精神和身体健康。

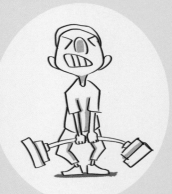

这种情况不单单是发生在 Henry 身上，压力往往会让人们开始酗酒或滥用药物，但这只会令问题复杂化、严重化。光是要面对自己的酗酒、宿醉，已经令 Henry 感到羞愧和压力。

所以对 Henry 的长远治疗，除了聚焦在他的抑郁症和酒精问题外，还要增强他面对压力的韧力。Henry 必须发展出积极性的舒压方法，增强自己的支持系统。其实有些压力克星很简单，如：游戏、运动、冥想、改善饮食等。此外，若 Henry 愿意参加一些义工活动，扩展他的朋友圈子，他的康复会更快，复发的概率会更低。

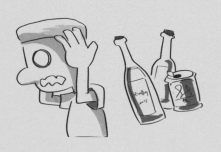

③ 抑郁症和人格障碍：
东尼、Mr. Lee 和 Catherine 的故事

什么是人格障碍？

首先，何谓"人格"？其实就是广义的"性格"。例如我们谈到泰臣，我们会说他的性格非常乐观，花姐、Jelly 和 KC 很热心助人。言下之意就是泰臣、花姐、Jelly 和 KC 在不同情况下，曾多次表现出乐观看待事物，或热心助人的倾向。他们的人格，就是那种一直以来看待事物，和对事物作出反应的方式。在漫长岁月和各种情况下，对泰臣、花姐、Jelly 和 KC 而言，他们已经习以为常。

不过，在精神健康的领域里，"性格"一词是指那些令我们与其他人有所不同的个性和特质。当中包括我们的思想、感受和行为。

我们当中大部分人在十几二十岁时已经形成了自己的性格，各有自己在思想上、情绪上和行为上的特质。这些特质在我们往后的人生中大致保持不变。通常，我们的性格会让我们和别人相处得不错，即使那不是十分完美。

换言之，人格特质，就是表现为人对身边环境和自己的惯常看待方式，行为举止，以及做出反应的习惯思维和方式。这些特质通常会用不同的词语来定义：合群、独断独行、认真、多疑、善变、负责上心等。

人格障碍的特征

不过，有些人的情况并非如上述那样。总而言之，我们有时会因为自己的性格问题而与自己或别人过不去，一些惯性的思想、情绪和行为，往往会令自己和身边的人受到困扰和伤害。可是，当我们尝试从经验中学习，或要改变、调整这些人格特质时也很困难。事实上，人格特质通常在儿童或青少年时期已逐渐形成，这有别于因为受到创伤或脑部受创而导致的性格改变。不过，一个人的性格难以相处，并不等同于他有人格障碍。

有人格障碍的人，会有以下特征：
（1）难以建立或维系一段关系；
（2）难以和工作上的同事相处；
（3）难以和家人及朋友相处；
（4）总是避免惹上麻烦；
（5）难以控制自己的情绪和行为。

如果你因此感到不开心或困扰，并且／或者你发觉自己常常感到困窘或想伤害别人，那你便可能有人格障碍。

举例，假如我是一个多疑的人，如果这种多疑可以保持在一个适当的状态，例如我要经过一段时间的观察，才会渐渐对某些人产生信任，那么我的多疑就只是一种可以让我减少被人愚弄机会的特质。这特质在面对电话诈骗时，也许非常管用。

不过，如果我随时随地都满腹怀疑，哪怕对最为仁慈的人，也无法信任，

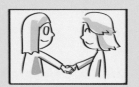

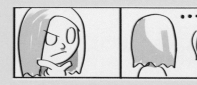

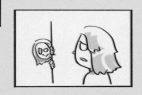

那么，大家很快便会觉得我难以相处，我自己也会时刻疑神疑鬼、提心吊胆，因而失去结交新朋友或成功完成工作的机会。在这种情况下，就是名副其实的"人格障碍"。

换言之，只有在某种性格特质过于明显或僵化，无法适应不同情况，并令当事人或别人（或两者）不堪忍受时，人格才会成为障碍。

因此，有人格障碍的人生命充满困难，常常会有其他精神健康的问题，比如抑郁症和其他精神疾病。

下面，我们会分享一些案例。

泰臣的学生——东尼，经常自说自话

东尼是我的健身学生，他为人健谈，经过一段日子相处后，他时不时约我一起吃晚餐。

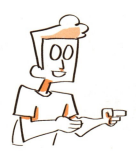

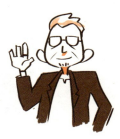

东尼

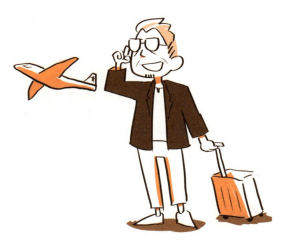

东尼是一位建筑师，也是一个连锁饮食集团的家族成员之一。他退休后，除了健身运动外，经常游山玩水，也很喜欢请朋友到他家族经营的餐厅吃饭。

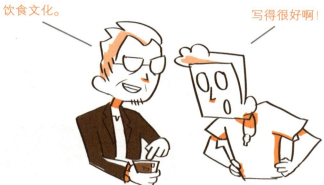

这是我曾刊登过的文章，介绍饮食文化。

写得很好啊！

哈哈哈！我研究的东西可多了，告诉你……

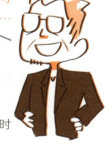

有些时候，东尼会给我看他的书法画作，有时又会考我文学方面的知识。

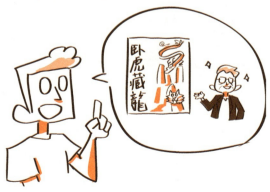

卧虎藏龍

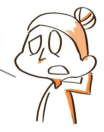

他为什么要考一个健身教练的文学知识？东尼很奇怪！

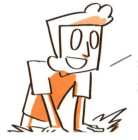

花姐，东尼真的很了不起，一位建筑师可以涉猎不同领域的东西，真是学富五车！

我真心觉得东尼与众不同。

不过渐渐地，我不太愿意接触东尼了。跟他在一起，他只会自说自话，你永远只能当一个聆听者，因为他对我的事情不感兴趣。有一次我股票投资失手，东尼知道后，竟然这样说：

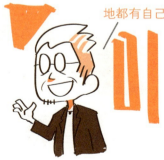

我投资极有心得，在世界各地都有自己的产业！

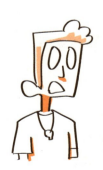

我心中纳闷，心想："你既然这样有心得，为什么不指点一下我！"

自此之后，我不再拜倒于东尼表面的魅力。跟东尼的交往，自己只是一个听众，而不是一个参与者。最令我反感的，是有一次东尼即席表演唱京剧，我觉得自己"被迫"做了他的小粉丝，实在很不情愿。

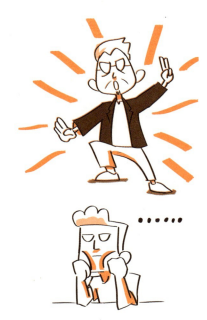

最近，我因为突然不舒服，要提早结束健身课。

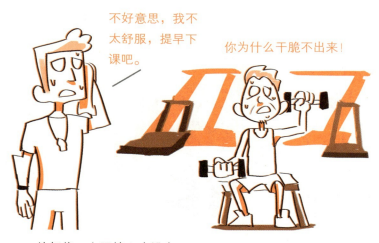

他好像一点同情心也没有。

东尼好像很自我！

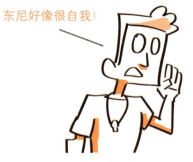

听闻他做了很多善事，如放生等。
不过这可能是为出风头而已！

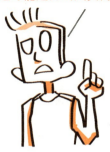

有一次，我和朋友谈到他。

有一次，我跟花姐提起东尼。

东尼跟妻子儿女相处好吗？

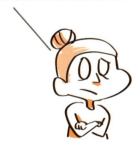

听说他的家庭关系不太和谐。

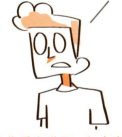

因为你爱全世界，如大声疾呼祝愿世界和平，去捐款活动等，都是概念性的，属于较表面行动上的，但爱你的家人和邻人，是在长时间生活细节上的实践，是能彼此包容和体谅！

所以常常说：爱全世界容易，爱一个人难！

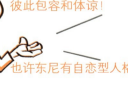

也许东尼有自恋型人格障碍。

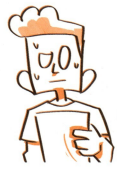

有一段时间，我发现东尼闷闷不乐，有时候，他甚至付了学费也不上课。

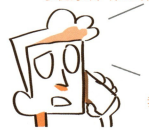

很久没有见面了！你还有很多健身课，什么时间有空？

我不舒服，心口憋闷，连京剧也停止了练习！

我可以探望你吗？

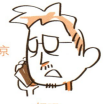

好吧。

东尼同意我到他在半山的家去探访。

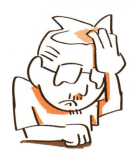

我细问之下，才知道最近东尼的父亲病逝，他当然很伤心，而他发现关心他的朋友原来寥寥可数，连太太和子女也不大肯安慰他。

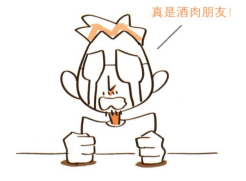

真是酒肉朋友！

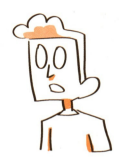

我第一次见到东尼落寞无助的样子。

最后我和花姐鼓励东尼去看医生，医生诊断他患了抑郁症。

我记得你是花姐的弟弟泰臣。这是你朋友？

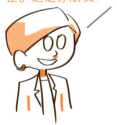

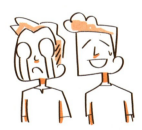

Dr. May 时间

其实自恋者容易抑郁

有自恋型人格的人，会莫名地自我感觉良好、自命不凡。他们期望获得别人关注和尊敬，甚至会无所不用其极，去争取他们认为理所当然的东西，但他们对别人却缺乏同理心。尽管他们看来心高气傲，但其实自恋者的内心是十分脆弱的。

对自己，会自觉与众不同、出类拔萃，理应比别人得到更多。总想着如何在职场上和恋情中，取得辉煌的成就。所以他们很多时候，极为在意自己的外表和衣着打扮。

对他人，会期望获得关注和礼遇，视这些为理所当然。如果没有得到期望中的礼遇就会生气甚至大怒。他们喜欢利用、摆布他人，以达到自己的目标。他们鲜少对别人表现出同理心，也很少会被别人的情绪触动。

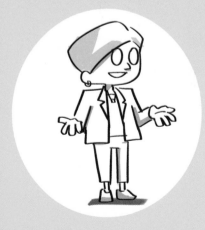

说实话，如果一个人有才华又有魅力，就算有一点儿自恋，别人也会比较容易接受。但很多时候，他们并不是真的那么优秀。最重要的是，自恋者总是想获得更多、更多，最终使身边的人忍无可忍。很多研究显示，自恋型人格似乎比普通人，特别是在中年危机阶段，更易陷入抑郁。

　　人到中老年，自恋者比普通人更难以接受"其实自己并没有什么了不起，也不能实现年轻时的梦想"的事实。于是他们对一向自命不凡的自我形象，就会产生怀疑，因而感到失落。当然每个人都有可能经历这些事情，但这对自恋者的打击会更加严重。

　　再者，自恋者的行事风格会妨碍他们跟其他人建立亲密的关系，如东尼一样，他根本没有什么真正的朋友，然而拥有可以推心置腹、可以亲近之人，正是保护我们对抗很多心理疾病，尤其是抑郁症的重要元素之一。这往往正是很多自恋型人格者所缺乏的。不少自恋型人格障碍患者，都是在遭遇挫折之后，才愿意去咨询医生，或进行心理治疗。

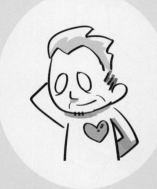

Jelly 的上司 Mr. Lee
——我受不了他的追求完美

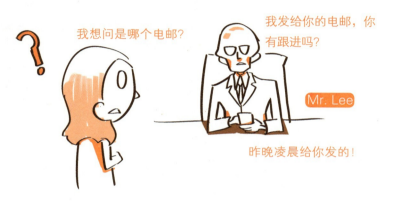

我想问是哪个电邮？

我发给你的电邮，你有跟进吗？

Mr. Lee

昨晚凌晨给你发的！

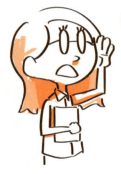

我现在尽快去跟进！

　　Mr. Lee 是我的上司，性格严厉，态度认真，平时不苟言笑，事事追求完美，对人对己都要求无懈可击，是典型的工作狂。

　　在我之前，已经有多个同事因不堪他过高的要求，离职而去。

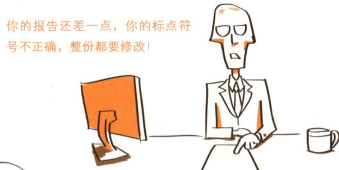

你的报告还差一点，你的标点符号不正确，整份都要修改！

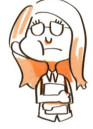

我真不知 Mrs. Lee 是如何忍受他的，他令周围的人都很紧张。他这样让自己也很辛苦吧。

这一阵子，Mr. Lee 一直没有上班，这是从来未曾发生过的事。

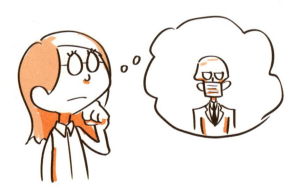

Mr. Lee 的太太有婚外情，还要求离婚！

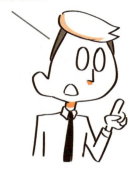

这件事，我相信迟早会发生的！

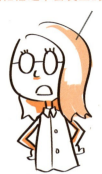

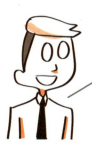

听闻 Mr. Lee 患上抑郁症，而 Mrs. Lee 却不顾而去！我想探望 Mr. Lee！

KC 你人真好，但他不会让你去探望的，因为他不会让下属看到自己脆弱的一面！

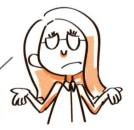

Dr. May 时间

完美主义者，跟精神科医生最有缘！

医学上，很多完美主义者，其实是患上了强迫型人格障碍。这种人格障碍，有以下的特征：事事追求完美，有很多担心和怀疑——经常检查东西，执着于别人所做的事，处事小心，心神总被一些细节所盘踞着，经常担心自己做了错事，难以适应新环境，通常有很高的道德标准，对人对己都有很强的批判性，也对批评很敏感；此外，他们心中容易有缠绕的思想和意象（虽然严重程度不及强迫症患者）。

因为对己、对人、对周围环境的要求都高，期待经常无法得到满足，拥有强迫型人格者就容易产生挫败感、无力感。而抑郁症的成因之一，就是"习得性无助"(Learned Helplessness) 的心态。

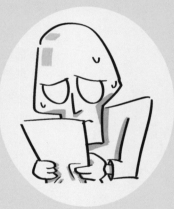

难怪他们与精神科医生特别"有缘"。

KC ： 我不知如何帮助 Catherine

我在生命成长课程中，有一个同学 Catherine，她令我头痛不已。

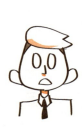

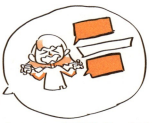

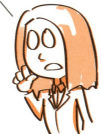

哇！她真是比较过分！

Catherine 很情绪化，经常突然找我，有时甚至在半夜三更来电话！

不过最令我感到麻烦的，是她经常发一些负面信息给我，说自己很不开心、很愤怒等，真是不知怎样安慰她！

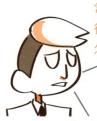

啊！连辅导专家都投降的人，确实不简单！

唉！你别再揶揄我了！

最近 Catherine 突然要求我晚上见她。原来她被上司责备，加上找不到其他朋友诉苦。

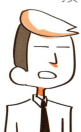

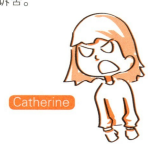

Catherine

说实话，Catherine 根本没有什么真正的好朋友，尤其是她的恋情，根本没办法维持长久。

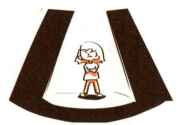

Catherine 感到很孤单，于是想起了我。我可以称得上是她比较信任的"朋友"，也知道 Catherine 患上了抑郁症，要定期看医生。但说实话，我不觉得 Catherine 特别抑郁，只是觉得她情绪波动幅度很大。

你今晚什么时候下班？

我要加班到差不多九点！

那么就九点见吧！我很不开心，想聊聊天！

那么，好吧！

Catherine 跟我说，她和现任男朋友已经分了手。Catherine 又是气又是骂！对我的开解，好像充耳不闻。她很任性和自我！

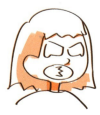

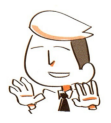

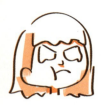
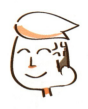

我开始感到不耐烦，但为了平复 Catherine 失控的情绪，我勉为其难地一次又一次开解她。可能我自己的语气，也有些冷冰冰。

你也不是好人！！！

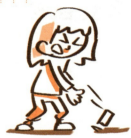
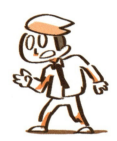

Catherine 竟然一把把我的手机摔到地上去。

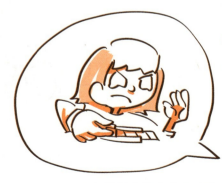

喂，是 Catherine 姐姐吗？快点来接她！

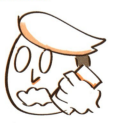

我怕她做出伤害自己的事，幸好，我认识她的姐姐。

Dr. May 时间

边缘型人格障碍患者与抑郁症

边缘型人格障碍患者，情绪反复不稳定。他们经常做出冲动行为，这往往并不是因为他们身处危机中，更多是因为他们难以控制情绪。患者对别人不时有强烈愤怒，对自己则经常有空虚负面的感觉。边缘型人格障碍患者会对身边的人"过分要求"关爱和协助，而在关系变得过于亲密时，却又会因为害怕被遗弃，而变得情绪失控或选择离开。他们对别人的看法也趋向两极化：一是过分理想神化，二是过分贬低、摒弃。

一些精神病学家，曾用冬天的刺猬来比喻边缘型人格人群：他们想要互相依赖取暖，却因为靠得太近而刺伤了对方！

为了"尽快"平息自己的愤怒、烦恼和绝望，边缘型人格障碍患者又会倾向于借酒消愁，或服用各种类型的镇静药物，甚至用自残的方式去抒发情绪：这往往是一时冲动而容易"玩出火"的危险方式。所以他们的自杀率在所有类型的人格障碍中，高居第一。除了焦虑、抑郁症外，边缘型人格障碍也容易跟饮食失调、酗酒、药物成瘾出现共病的情况。

边缘型人格障碍患者，往往对自己充满了怀疑，对自己究竟要些什么，也是一片茫然。他们的想法、感受变化无常，经常感到很迷茫。因为这样，他们在友情、亲密伴侣的关系和职业选择上，常常碰壁，难怪他们会比普通人更容易患上抑郁症。

忧郁型人格障碍：轻郁症

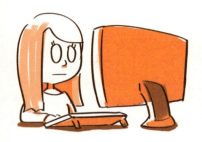

Pearl

Pearl 今年二十多岁，样子清纯，长着一头长发。Pearl 是我的堂妹。Pearl 中学毕业后，就在政府部门任文职工作。我不时听到婶婶跟我诉说对 Pearl 的担心。

有一次，我跟 KC 聊天。

Pearl 年纪轻轻，却已经看了好几年医生！有时候，我真的不知道究竟发生了什么事。她患上抑郁症？还是有忧郁型人格特质？

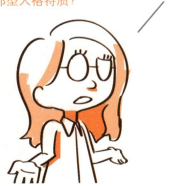

为什么会这样？

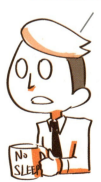

Pearl 在十多岁时，因车祸弄断了右脚，之后安装了义肢。事隔多年，Pearl 早已适应了义肢，生活起居跟一般人大致无异。但 Pearl 却对自己的伤痛不能释然，她觉得自己十分"苦命"，就是走到街上，也觉得别人都只会注意到她微跛的步履，因而看不起她。

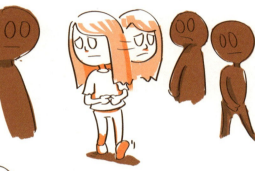

事实上，我大姐、Pearl 的朋友和同事都曾尝试接近、关心她。但她总是郁郁寡欢，多愁善感，敏感地认为别人不过是假惺惺地"可怜"她罢了。

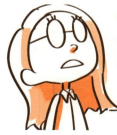

慢慢地，其他人面对 Pearl 感到无所适从，朋友已经渐渐地疏远了她。

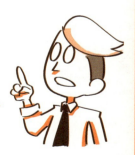

眼看别人对自己"敬而远之"，Pearl 就更加肯定自己被别人看不起啦！

好像 Pearl 先认定了自己在人生舞台上要扮演"苦命人""可怜虫"的角色，结果呢？现实都一一被她言中了。

Dr. May 时间

忧郁型人格障碍？——轻郁症

以前有所谓的忧郁型人格障碍，描述的是当事人感到自己的能力不足，对世界充满了怨怼和埋怨。但根据现在 DSM-V 的诊断，这种忧郁型人格，其实属于患上"轻郁症"——那是一种属于长期性（超过两年的时间）的轻度抑郁。

不过很多时候，抑郁症除非是很严重、患者不配合，一般都能医治，或某种程度上有些改善。但情绪病背后执着、偏激、怨怼的人生观，也算是一种"性格障碍"，令情绪病成为"绝症"。

情绪困扰大多并非完全客观存在，更多时候是自己主观的信念和价值观产生的思想和情绪。

自我实现预言（Self-Fulfilling Prophecy），这是社会学家罗伯特·金·默顿（Robert K. Merton）提出的一种社会心理学现象。很多时候，人们主观的期望，就算是没有客观事实的根据，也会影响人的行为，以至于期望最后得以实现。期望和行为之间的正反馈，就是应验预言期望成真的关键。

其实每个人做任何事，归根到底都是想满足自己心理的深层次需要。例如，想得到别人的认同、赏识和爱慕。事实上，这些需要都是人之常情，但很多时候，行为的效果却与原先的动机背道而驰。奇妙的是，你越是执着于这些"自我"需要，你就越得不到，放下"自我"的包袱，幸福就会翩然而至。

　　Pearl 的怨怼自怜，是一种越陷越深的自我沉溺，也是她的自我预言成真。Pearl 心底一直渴望着"白马王子"的出现。但人若不首先真心接受自己、爱自己，又如何令别人爱你？解铃还须系铃人，所以替自己制造"思想监狱"的当事人，也只有她自己愿意，才能够"出狱"。Pearl 不是"不能"去改变，而是"不肯"去踏出第一步。

　　倘若 Pearl 肯面对、接受自己，放下执着，把心思放在"如何让日子过得好一点"上，例如做一些简单却能让人有成就感的事，尽一己之力去帮助任何可帮助的人，尝试跟别人交流互动，培养兴趣爱好，养成运动的习惯等。

　　若能如此，Pearl 看到的世界，将会是天堂与地狱之别。

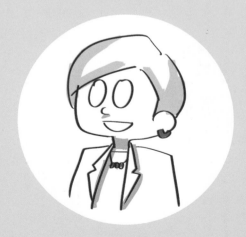

⑤ 工作上的情绪抑郁

不要说 Miu Miu 患上抑郁症，其实我也有工作抑郁症，最明显是出现在星期一，Monday blue！

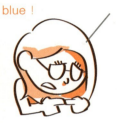

对于上班一族来说，情绪抑郁往往会直接或间接影响个人和团队的工作表现，甚至使人失去工作！

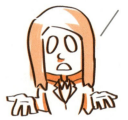

工作带来的抑郁心情，可以不是病，而是"倦怠症"(burnout)！

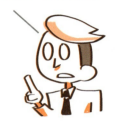

我的情况很可能是"倦怠症"。

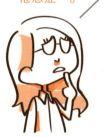

工作"倦怠症"很常见，最常遇到的情况是：工作压力太大；工作安排不公平和合理；上司不可理喻；同事间支援不足；工作缺乏自主性、满足感和意义感等。

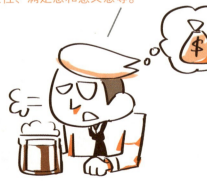

今时今日，这样的人应该有不少吧！

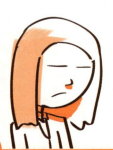

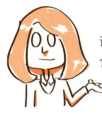

心理学家雪莉·伯格·卡特（Sherrie Bourg Carter）说"倦怠症"的症状包括：疲倦、焦虑、失眠、健忘、食欲不振及抑郁等。

为了吃饭，该怎样做才好？

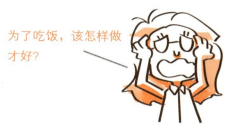

雪莉建议，可以的话，调整自己工作和生活的步伐，让生活偶尔有些新鲜感，如在桌上放些鲜花，放假到郊外走走。这世界很大，童心未泯的人较不易倦怠！

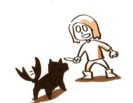
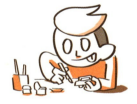
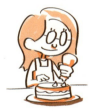

能保"赤子之心"是多么幸福的事！放眼世界，千万不要因为工作烦恼而钻牛角尖。

多点爱好，不要让工作占据生命的全部。

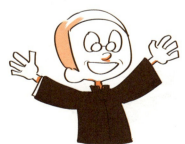
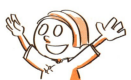

6 抑郁与哀悼：Teresa 的丧夫

Teresa 是我曾在病房工作时遇到的一个病人。她那时还年轻，患上了抑郁症，失恋加上情绪病，折磨得她企图吃药自杀。Teresa 跟我颇谈得来，她出院之后时不时都有和我联络。所以在我退休时，她也寄了贺卡给我。

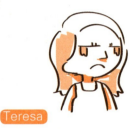

Teresa

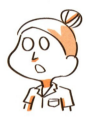

我知道后来 Teresa 结了婚。最近，我知道 Teresa 的丈夫因患癌离世。夫妇两人膝下犹虚。

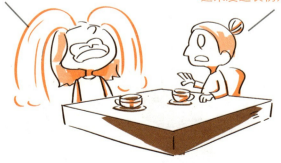

花姐，夫家亲友都责怪我没有好好照顾先生，也嫌弃我没有子嗣！
花姐，我想我的抑郁症复发了！

你是不是舍不得你先生，还未度过哀伤期？

要度过哀伤期，第一步先要接受亲人已经去世的事实。这当然是一个痛苦的过程，不宜过分压抑情绪或者否定悲伤情绪。所以身边的人的支持尤其重要。

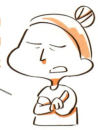

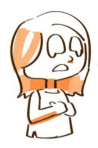

我会去整理先生的回忆录！

　　丧亲者，如果情况许可，可参与办理逝世者的身后事，这也有助度过哀伤期。

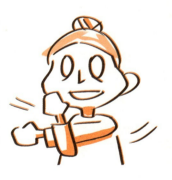

　　如何重新建立失去至亲的生活也是关键，当中包括调整生活规律、改变生活习惯、重新分配家庭角色，甚至重新建立社交圈子！

　　在下一章，我们会再谈谈 Teresa，以及人际心理治疗。

Dr. May 时间

正常哀伤期的三个阶段

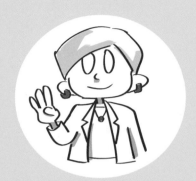

亲人好友离世，丧亲者一方面要承受旁人未必理解的伤痛，另一方面也要为各种筹备而奔波，也可能需要照顾其他亲友的情绪，以及继续为他们做不同的生活安排。在这种打击及其他的生活压力下，他们往往忽略了照顾自己。

哀伤期的长短因人而异，一般来说，丧亲会带来六个月至一年的哀伤期，在这段期间，人们心理上会经历复杂的转变，大致可分为三个主要阶段。我们将以"麻木期""情绪低落期""接受期"来概括这三个阶段。

第一阶段　麻木期

在亲人去世的开始几天，情绪相对平静，甚至会否认至亲已经逝世的现实。

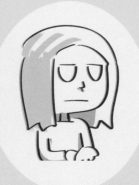

根据著名瑞士精神科医生伊莉莎白·库伯勒－罗斯（Elisabeth Kübler–Ross）的学说，这种否认心态是人类面临噩耗时的一种心理防御机制。拒绝接受现实的表现，令当事人延续逝者生前的方式生活。

第二阶段　情绪低落期

随着为逝世者办理身后事，丧亲者的情绪会逐渐显现：悲伤、孤寂、震惊、恐惧、紧张、愤怒、愧疚、松一口气等。丧亲者往往百感交集，情绪时有波动。

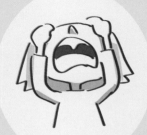

除了情绪低落外，他们会非常思念逝世者，经常回想过往的种种，也会出现一些怀念的行为，例如重复去做以前和逝世者一起做的事，尽量保留逝世者的物件等。他们还可能出现一些跟患者相似的身体症状，甚至出现幻觉。

这期间，请留意是否患上"复杂性哀伤"！

第三阶段　接受期

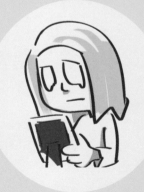

最后，丧亲者接受了亲人已经离世的事实，并收拾心情，使生活重返正轨。就是偶尔怀念已逝世的亲人，仍能面对生活。

不过，要留意"周年效应"，每逢节日和一些特别的纪念日子，丧亲者的情绪会比较波动，好像情况倒退了，但在周年效应下，此乃正常反应，一般不会持续太久。

何谓复杂性哀伤？

假如丧亲者的哀伤延续，出现持续抑郁、幻觉、过度自责，甚至生出自杀的念头，严重影响正常生活和社交生活，便是医学上所称的"复杂性哀伤"的情况。

最新研究显示，大约 4% 的丧亲者会出现"复杂性哀伤"的情况。其中女性、与离世者非常亲近者、关系矛盾不清者占大多数。倘若离世者是突然或意外死亡的，更容易出现这种情况。

此外，若发觉自己或你认识的人，因为丧亲而出现以下情况中的一种：

（1）亲友离世超过一年，日常生活如睡眠质量、工作、社交活动仍受到影响；

（2）对生命感到无意义，没有希望；

（3）有伤害自己或自杀的想法；

（4）有伤害他人的想法。

他们很可能患上了抑郁症，请尽快寻求专业人士的协助！

运动了吗？

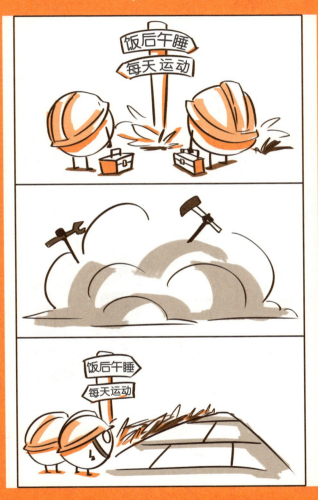

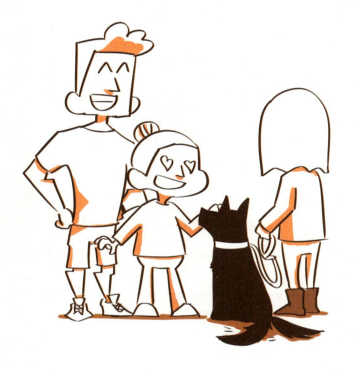

第三章

抑郁症的治疗

Dr. May 时间

　　抑郁症是涉及**"身、心、社、灵"**范畴，兼属"多样性"的精神疾病，所以并没有人人都适用的灵丹妙药。医生只能按照患者的个人特征、症状、需要等，制订"个人化"治疗方案。

　　还有，**抑郁症比起其他身体疾病，更加需要患者跟医生共同努力。**在某种程度上来说，抑郁症最终的疗效，取决于个人的性格特质、心灵质素、思维模式和生活习惯等。

　　让我在这里，分享一些我的行医体验。

　　我有一个好友，他是肿瘤科的医生。有一次，我们谈论到一个共同病人，那位中年男人既患上肺癌，也患上抑郁症。

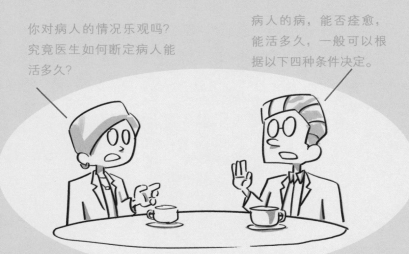

你对病人的情况乐观吗？
究竟医生如何断定病人能
活多久？

病人的病，能否痊愈，
能活多久，一般可以根
据以下四种条件决定。

第一，是癌症的**诊断**，是什么部位、什么种类
　　的癌？属第几期？
第二，是个别病人对**治疗的反应**；
第三，是时间的观察，看看**病症的发展走势**；
第四，是**病人自己的内在资源**，即他的体质和
　　精神状态。

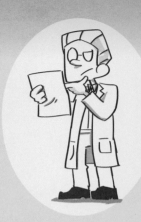

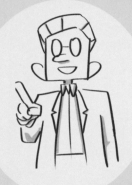

癌症并不是绝症，有些癌病的治愈
率很高，尤其是发现得早，例如甲
状腺癌和鼻咽癌，有些则很低，例
如胰脏癌。

　　其实朋友所依据的四点，也能
应用到精神科上。

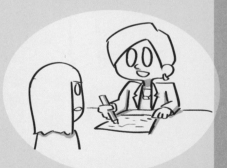

　　第一：**对病症的诊断**。例如病
人患的是惊恐症、抑郁症，一般都
有颇高的疗效。不过病人若是患上
认知失调、躁郁症等，疗效就较参
差，疗效可以算是属于中等。此外，病人若患上强迫症、广泛性
焦虑障碍、创伤后应激障碍、酗酒和药物依赖等，疗效一般就属
于小至中等。若病人患的是性别取向或认同问题，情况可能很难

或根本就无法改变。

为什么不同诊断，疗效相差如此之大呢？

这牵涉到精神问题的"深浅度"。"浅和较表面"的问题，可以很容易用药物或心理治疗予以改变，甚至可治愈。不过若问题牵涉很强的生物性，如大脑因后天环境因素而导致的功能失调，或经后天学习而养成的习性，就不容易改变。

另外，就是在问题背后的信念，那个信念越容易被证实，就越难反证。例如强迫症的病人怕细菌感染会导致生病，所以不断洗手，他永远保持着令他安心的洗手"仪式"，永远不会相信不这样洗手也未必会生病。

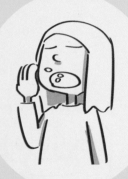

第二：**病人对治疗的反应**。有一些病人，就算是患上认知失调，他们对治疗的反应也很好，好像"药到病除"一样，经过一段短期的治疗，就能焕然一新，重投学校和工作岗位。当然他们大部分都要持续服药，预防复发。

相反，有一些患上抑郁症的病人，却是"药石罔效"，背后的原因当然很多，牵涉到性格、信念和环境因素等。不过，我也见过很多本来对药物治疗反应良好的患者，因对治疗抗拒而导致病情反复，甚至变得棘手顽治。

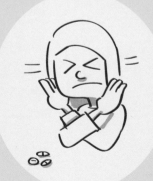

第三：**用时间观察**。有些病人早期对治疗的反应很好，但复发时就变得棘手，甚至变得顽治和变为慢性病。

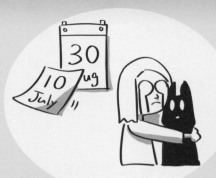

此外，有一些情绪病，真的会"转症"，其实并不是真的转症，而是在长时间观察下，病症得以全面浮现。

根据统计，大约有十分之一的单相情绪病到最后被证实是双相情绪病。在青少年患者中，更有六分之一的抑郁症后来被证实是躁郁症。

第四：**病人自己拥有的资源**。好的家庭支援和社交网络，对患者痊愈起着举足轻重的作

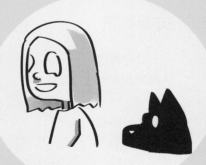

用。此外，病人有积极的性格，良好的生活习惯，例如经常运动，加上面对压力有良好的态度、思想习惯、信念和信仰，那么他的治愈率就高得多，就算不是完全痊愈，也能与疾病"和平共处"，生活仍然丰富充实。

身体上的治疗

1 药物治疗

药物治疗主要包括抗抑郁药、抗精神病药、情绪稳定剂、抗焦虑药和安眠药等。一般来说，西药发挥作用是"立竿见影"，可是所有用于大脑的药物，都有一个特点，就是药物被服用后，它要随着血液闯过一道防御体系，叫"血脑屏障"。

血脑屏障的运作

血脑屏障（Blood Brain Barrier）是指毛细血管壁和神经胶质细胞形成的血浆与脑细胞之间的屏障和由脉络丛形成的血浆和脑脊液之间的屏障，它能够阻止异物由血液进入脑组织，对保护大脑起重要作用。而药物对血脑屏障来说，就是一种异物。于是，最终只有极少的药物能够进入大脑组织，在神经系统发挥功效。

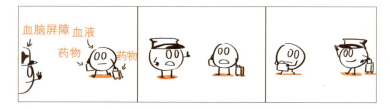

抗抑郁药

抗抑郁药有平衡脑内影响情绪的化学物质的作用，故可以改善情绪，令人不再抑郁。

服用抑郁药，有一个重要原则，叫**"足量、足疗程"**。也就是说，用药一定要遵从医生吩咐，服用**足够的药量**，让**足够的药力**进入大脑，再有**足够的时间**让药物发挥作用以改善神经递质和受体的功能。

很多患者服药三五天后，觉得没有效果，便失望而停药。也有的患者坚持服药一段时间，正面效果没有显现，副作用却先到来，所谓"未见其利、先见其害"。患者看不到他期望的好处，又要忍受副作用，所以过早便放弃服药。不过更多的患者，是在服药见效后，迫不及待地停药，因而造成复发，后悔莫及。

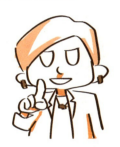

要坚持服足够的药量啊！

抗抑郁药大致可分为传统抗抑郁药及新一代抗抑郁药。

（1）传统抗抑郁药： 其可减少抑郁症患者的症状，如焦虑、沮丧、缺乏动力、对事物失去兴趣及无法专心等。某些抗抑郁药对治疗焦虑症、强迫症、惊恐症、社交恐惧症、广场恐惧症等亦有一定帮助。

常见的副作用有：口干、便秘、体重上升、心跳加速、体位性低血压等。

药名 Drug name	商品药名 Trade name
阿米替林	Saroten（国外品牌）
多塞平	普罗蒂亚登（国外品牌）
丙咪嗪	托弗尼尔
氯丙咪嗪	安拿芬尼

（2）新一代抗抑郁药

可再细分为：

a. 血清素再摄取抑制剂（SSRI）

用途： 有抗抑郁、抗焦虑作用，其中一些也可用于治疗强迫症、暴食症、惊恐症及广场恐惧症等。

副作用： 出汗、失眠、疲倦、神经紧张、手抖等。

药名 Drug name	商品药名 Trade name
氟西汀	百忧解
西酞普兰	来士普
舍曲林	左洛复
帕罗西汀	赛乐特
艾司西酞普兰	来普仑

b. 血清素及去甲肾上腺素再摄取抑制剂（SNRI）

用途： 主要用于抗抑郁及抗焦虑。

副作用： 呕吐、便秘、嗜睡、神经紧张等。

药名 Drug name	商品药名 Trade name
文拉法辛	怡诺思
去甲文拉法辛	倍思乐
伏硫西汀	心达悦
度洛西汀	欣百达

c. 去甲肾上腺素及特定血清素抗郁剂（NaSSA）

用途： 主要用于抗抑郁。

副作用： 便秘、口干、嗜睡、体重上升等。

药名 Drug name	商品药名 Trade name
米氮平	瑞美隆

d. 血清素拮抗剂及血清素再摄取抑制剂 (SARI)

用途：主要用于抗抑郁。

副作用：疲劳、口干、头晕、头痛等，也有可能会产生体位性低血压。

药名 Drug name	商品药名 Trade name
曲唑酮	安适 / 美时玉

e. 血清素及多巴胺再摄取抑制剂 (NDRI)

用途：主要用于抗抑郁。

副作用：口干、恶心、呕吐、头痛、失眠等，也有可能改变食欲。

药名 Drug name	商品药名 Trade name
丁胺苯丙酮	悦亭 / 乐孚亭

治疗比较顽固的抑郁症时，除了抗郁药外，也会用新一代的抗精神病药和情绪稳定剂。

新一代抗精神病药

有镇静作用及抗精神病效果，也有助改善抑郁症的症状，治疗及预防狂躁抑郁症的"狂躁期"和混合型发作。

市面上常见的抗精神病药

药名 Drug name	商品药名 Trade name
奥氮平	再普乐
喹硫平	思瑞康
阿立哌唑片	安律凡
布瑞哌唑	Resulti（国外品牌）

情绪稳定剂

用途： 可帮助稳定情绪，减少情绪过分波动。可用于治疗狂躁症及防止情感性精神病的复发。某些抗癫痫药也有以上的作用。

市面上常见的情绪稳定剂

药名 Drug name	商品药名 Trade name
锂	碳酸锂
丙戊酸钠	德巴金
拉米克妥	利必通 / 安闲

Lithium（锂） 是有效但要谨慎使用的药，服用此药者，须定期抽血检验，以确保锂剂在血液里的分量恰当——分量太少则效用不大，太多则会引发危险的副作用。女性要适当避孕，如打算怀孕，须与医生商量。

副作用： 暂时性的轻微腹泻、作呕、手抖、口渴及尿频，也会影响甲状腺功能或导致胎儿不正常。若锂中毒，会出现视力模糊、肠胃不适、手抖厉害、昏迷及抽搐等症状，如出现以上副作用，请尽快拨打 120 急救。

抗焦虑药物

有一些镇静剂和抗抑郁药也可作为抗焦虑药物使用。

镇静剂

用途：镇静剂对中枢神经产生作用，可减少焦虑、不安、失眠和紧张等症状。

副作用：镇静剂抑制中枢神经，引发神志不清而降低警觉性，若长期高剂量服用，会对药物产生依赖。

市面上常见的镇静剂

药名 Drug name	商品药名 Trade name
地西泮	安定
劳拉西泮	佳普乐 / 罗拉 / 乐拉安
阿普唑仑	佳乐定
溴西泮	立舒定

另外，止神经痛药普瑞巴林（Lyrica）亦有抗焦虑的效用，副作用则包括嗜睡、头晕、水肿等。

安眠药

用途：能引起睡欲、促进睡眠及维持睡眠状态。另外有些镇静剂也可作为安眠药使用。

副作用：头晕、神志不清、记忆障碍等。如长期服用会造成生理及心理上的依赖。

市面上常见的安眠药

药名 Drug name	商品药名 Trade name
佐匹克隆	忆孟返
唑吡坦	思诺思

药物治疗 Q&A

（1）抗抑郁药为何会有效？

正常人脑部的神经信息是经由一连串不相连的神经细胞（neurons）来传导的，神经递质（neurotransmitters）以血清素（serotonin）、去甲肾上腺素（norepinephrine）及多巴胺（dopamine）等为主，一般相信，抑郁症患者是因为其脑部的血清素和去甲肾上腺素这两种神经递质不足，或受体（receptors）敏感度降低，以致神经信息无法正常传导而发病。药物可有效调整神经递质的失调和恢复受体的敏感度，从而改善抑郁的症状，间接提升患者参与日常活动及接受其他治疗的能力。

请记住：抗抑郁药不是"开心药"，服药只能令患者不抑郁，并不等于能令患者增加愉快或把不开心的事抹走，因为药物并不能替患者"洗脑"。

"洗脑现场"

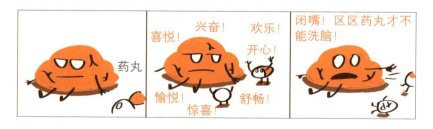

（2）抗拒药物怎么办？

不少抑郁症患者认为情绪病乃心结难解，根治之途是心理辅导，吃药是治标不治本。还有，他们很担心药物的副作用，很多人误以为精神科的药物是"傻瓜药"，吃了后会令人痴呆。他们还怕被"洗脑"，害怕因此失去意志思维上的自主性。另一项常见的忧虑，是害怕从此以后依赖了药物，要吃一辈子的药。吃药好像代表了自己不够坚强，抗逆能力和情商低，性格软弱。

请记着：你只是"需要"药物，这不等同你"依赖"药物。

当然治疗的成效不能一概而论，病人应先认识清楚治疗方法再做选择，这样才有助治疗顺利进行：

有利的态度

a. 服药只是克服抑郁的一种方法，不要太专注在药物的问题上，避免引发困扰；

b. 药物不会对患者"洗脑"，虽然不会把苦恼带走，但可以减轻抑郁的症状，提升动力及接受其他心理行为治疗的能力；

c. 抗抑郁药本身并不会令患者"上瘾"；

d. 药物有时是必需的，但须知道不能单靠药物治疗。每个人仍要为自己的生活负责，学习帮助改善提升情绪的方法，例如定时运动、与人倾诉、改变思想模式习惯等；

e. 药物除了能有效医治情绪病外，更能有效防止它的复发。

（3）服用抗抑郁药几时才能见效？

服用抗抑郁药通常需要2~4周才开始见效果，而达到明显的改善则需要服药至少6~8周。有些病人，特别是老年人（65岁或以上）可能需要更长的时间，往往长达8周或以上。一般来说，胃口和睡眠情况会先有所改善，然后活力和兴趣提升，以及情绪渐佳。

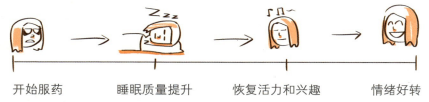

开始服药　　　睡眠质量提升　　　恢复活力和兴趣　　　情绪好转

（4）要服多少抗抑郁药才有效？

抗抑郁药要服用多少，剂量因人而异。主要根据药物种类，患者的身体状况、年龄、体重等来决定。处方多由低剂量开始，然后渐渐增加剂量，直至找出最有效而副作用较少的剂量。

（5）抗抑郁药一般要服多久？

对首次发病的患者，一般要服 6~12 个月。

但严重抑郁或复发三次以上的患者，则须长期服用药物以预防复发。因为抑郁症其实与其他内科疾病，如高血压、糖尿病一样，只是大脑中枢神经的内分泌失调，需要长期服用药物来控制。这是观念上的重大革新。

此外，药物也不可骤然停止，必须跟医生商量，有系统地逐步减轻剂量。否则会出现撤药反应，甚至抑郁症状反弹的后遗症。

不过，有少数病情顽固难治的个案，可能需要经颅磁刺激或电休克疗法治疗。

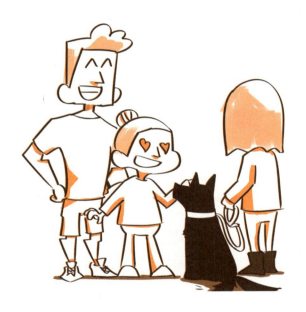

② 经颅磁刺激（TMS）技术

什么是经颅磁刺激（TMS）

经颅磁刺激（Transcranial magnetic stimulation, TMS）的原理如磁力共振，通过体外磁圈诱发短暂磁场，令大脑特定区域（如左侧前额叶）产生微弱电波，刺激脑部细胞活动，从而改善信息传递。这使原本活化不足的部分变得活跃，促进血液流动，葡萄糖新陈代谢亦相继提升，患者的情绪得以改善。

TMS经过20年的研究，已被证实为安全、有效的治疗方法，除了抑郁症外，还对躁郁症、其他脑功能障碍或精神疾病所引发的认知功能衰退等，都有帮助。TMS对于一些患有抑郁症但在药物疗程中出现很多副作用的病人来说，是提供了多一项选择。

治疗期间无须使用麻醉药或镇静剂，医护人员会把绝缘电磁圈轻放在左前脑对应的头皮位置，然后刺激脉冲以连续频率输出。

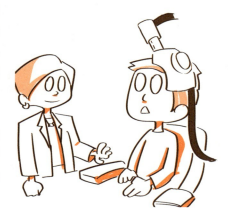

当中会有短暂休息，全程需时30~40分钟。由于治疗仪器会发出一定程度的低频噪声，需要佩戴耳塞以保护听觉。

研究显示，患者在接受10~15次治疗后，都会明显感到有良好的效果，一半以上的人认为病情有好转。

什么人适用？

什么人适合使用 TMS 呢？一般来说，TMS 适合经医生评估，受抑郁情绪障碍影响的 18 岁以上人士。

但由于涉及磁力，故体内有金属者（如金属支架、心脏起搏器等），脑出血、脑痫症（癫痫）患者，以及怀孕妇女均不能接受这种检查和治疗方法。医护人员会在进行前先询问病人以确保安全。

有什么副作用？

常见副作用有：治疗时被刺激位置有轻微震动、拍打感觉或轻微刺痛。

面部肌肉轻微震动以及轻微头痛。仪器噪声引致耳朵轻微不适。

③ 电休克疗法（ECT）

什么是电休克疗法（ECT）？

电休克疗法（Electroconvulsive Therapy, ECT）是一种沿用多年的医治精神科疾病的疗法，要进行 ECT，医生首先会为患者进行全身麻醉，使全身肌肉放松，再通过一至两秒轻电流令患者身体产生约 30 秒的抽搐，而患

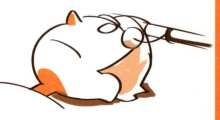

者将于约五分钟后清醒；疗法每周进行 2~3 次，需连续进行 6~12 次，具体次数取决于患者的反应。ECT 能帮助患者最快于一周内见效，较药物治疗的 3~4 周快。进行 ECT 后，约 70%~80% 患者的病情得以改善，而约 50%~60% 的严重患者亦见成效；由于脑内的血清素增加，压力激素减少，及脑细胞增加，故情绪问题随之改善。从医学角度上看，它是一种有实证基础的方法。

ECT 成效在于利用电流把脑内功能不正常的生化状态矫正过来。

ECT 是至今疗效最佳和最快的疗法，但有效期只有几个月，为了持续疗效，患者还是需要定期服药。

什么人适用？

最常用于治疗严重抑郁症或顽固抑郁症，当药物治疗及认知行为治疗等疗法效果不太理想时，或会考虑用此疗法。此外，ECT 也会用于治疗精神分裂症和狂躁症。

ECT 安全吗？有什么副作用？

ECT 的危险性其实非常低，比药物治疗还低。在全身麻醉下进行的手术中，其危险度和死亡率都很低。但 ECT 会引起血压上升、心跳加速及心房速率失调等，这些会增加治疗时的风险，故有心脏病、脑部肿瘤或脑内压偏高的患者在接受治疗时，医生要特别小心处理。

ECT 常见的副作用包括部分病人对近期事物的记忆力受到影响，以及头痛等，不过通常很快便会恢复记忆力，头痛也会消失。

心理治疗

① 何谓心理治疗

心理治疗不单是找人谈谈去开解烦恼。对于当事人来说，每个人的内心世界、性格、气质、成长背景、经历和身处的社会文化都不同，所以每个人的心理困扰，还有他们的思维模式、解难能力，都如指纹一样，是独一无二的。

心理治疗师经过长时间的专业训练，能用恰当的同理心去进入当事者的内心世界，加上理智的头脑和临床的直觉，有专业能力去了解个案的问题症结所在。

事实上，人的内心藏有自我实现的倾向，治疗师的角色是"促进者"，协助当事人把成长路上的障碍移去，让他们去发现自己拥有的内在和外在的资源，每个人都能发展为心智成熟、健全而完全实现自我的人。

可能受电视电影的影响，很多人都以为心理治疗的过程，就是当事人躺卧在长沙发上，跟治疗师对话，接受催眠、解梦等。这可能是 19 世纪时弗洛伊德（Sigmund Freud）所描述的"精神分析"。不过经历了超过一个世纪的演变，现代的心理治疗，已经进化得截然不同了。现今主流的心理治疗，**是认知行为治疗、人际心理治疗等，但精神分析治疗，也是不可忽视的。**

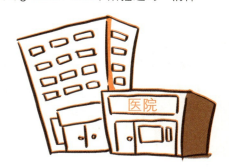

2 心理治疗的"生理"基础

心理治疗为何有效？如何以会谈方式改变人的行为和思考？

事实上，人类的思考、情绪及行为，多与脑部功能有关。脑部结构或功能的改变会直接影响到行为与情绪。例如脑部受伤的病人，会变得容易冲动，甚至改变原来温顺、理智的性格。

Dr. May 时间

在临床上，我曾经遇见过一个原本性情平易近人的老人，脑部中风之后，变得易怒、粗言秽语，甚至动手动脚打人。

脑部的功能，跟遗传基因有关。人类的基因十分复杂，人类很多与情绪相关的疾病都跟基因有关，而基因的表现，受到社会环境因素的影响也非常大，因为后天环境，会通过某些机制影响基因表现。

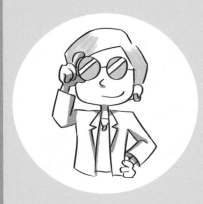

此外，当基因影响到脑部功能时，人的行为和情绪也会产生变化，而这些变化，又会引起周遭环境的反应，经由反馈机制，影响基因进一步的表现。

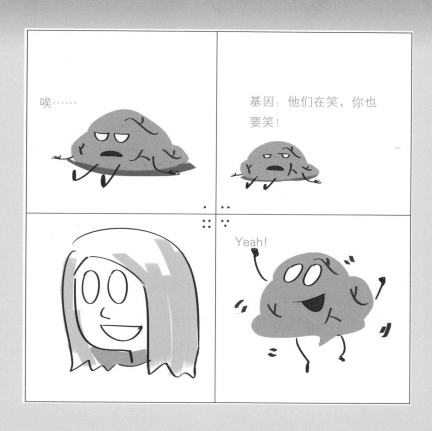

　　举个例子，当一个人对着别人微笑而得到正向的反应，令环境气氛都变得愉快，这情况会正向回馈到脑部的基因功能表现，形成一个良性循环。

　　所以无论是短期或长期的心理治疗，都可以借由学习改变思想和行为，而影响基因的表现，令神经元细胞产生结构性的变化。**研究指出，心理治疗前后，脑部影像呈现很清晰的变化。所以心理治疗是有生理基础的。**

3 心理治疗的主要派别

抑郁症的心理治疗有多个不同学派，而且处于不断发展中。以下只是介绍一些主要的派别。

认知行为治疗（Cognitive Behavioral Therapy）

认知行为治疗是当今最热门和常用的治疗，它也是英国国家健康和临床医疗研究所（National Institute for Health and Clinical Excellence, NICE）和美国心理学会（American Psychological Association, APA）经过实证医学认定为有效的心理治疗之一。

认知行为治疗是一个系统性、短期性（为期数个月）的心理治疗，对恐惧症、焦虑症、强迫症、抑郁症和创伤后应激障碍的成效尤佳，此外，对暴食症和认知失调等都有帮助。

（1）什么是认知行为治疗？

认知行为治疗中，会提到你对自己、对世界和对别人的看法，而你的行为又会影响你的思想和感受。

认知行为治疗能协助你去调节你的想法，改变"认知"和"行为"。这些改变可以令你改善情绪和更能适应环境。有别于其他谈话式治疗，**认知行为治疗集中在"此时此地"的问题和困难上，而非针对过往引发困扰的源头。**

（2）何谓认知谬误？

抑郁的情绪和悲观的思想

有了抑郁的情绪，就会产生悲观的思维吗？

抑郁症病人大多会困扰于抑郁的情绪和自责感中，因而容易形成悲观的情绪，并在这种情绪下思考问题。由于受了悲观情绪的影响，往往会得出悲观结论。

而且这样的抑郁情绪造成的悲观思维方式，会得出如"归根到底就是不行""困难重重""非常糟糕"等结论和观念，这些反过来又会对情绪起着推波助澜的作用，使其程度进一步加深。如此一来，抑郁的情绪和悲观的想法相互影响、互为因果，形成了一个恶性循环。

如果是健康的人，悲观的情绪和思维会随着得到休息和环境上的转换而渐渐减少，继而恢复正常。这就像天气的变化一样，云雨产生后又随之消散，是一种自然的循环。

不同的是，患上抑郁症的时候从根本上会有这样不断的、强烈的悲观情绪产生：

抑郁情绪→悲观思维→抑郁情绪……

这样的循环会非常顽固地反复出现。

健康的人

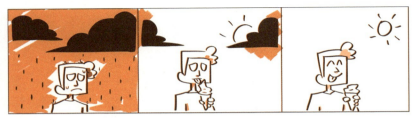

患有抑郁症的人

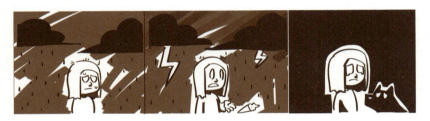

（3）"认知治疗法"：检验悲观思维的类型

心理治疗中有一种"认知治疗法"。它针对循环的悲观思维，引导患者认识这种心理，并有意识地去改善，从而达到抑制悲观情绪扩散的目的。

当然，这个时候由于模糊意识和悲观情绪的影响，患者难以很清晰地去思考问题。

治疗师对悲观思维归类整理，归纳出以下典型：

a. 缺乏根据的推测型

b. 极端的一般化型

c. 完美主义倾向型

d. 对负面因素夸大评价型

e. 对正面因素过低评价型

f. 过度自责型

以上所说的思维模式被称为"认知谬误"或"认知扭曲"，虽然这些错误认知的出现是没有根据的，但会不断地在患者脑海中涌现。

（4）找出自己的类型

认知疗法的做法，首先是让患者把自己的感受、想法写下来，以便从中找出认知谬误的类型，也就是发现带来悲观思维的认知模式；然后引导患者自己再用一种不同的、客观中立的方式去思考问题，并将其与最初的悲观思维相比较。

治疗师协助患者将这种认知方法变为习惯，使其充分理解自己思考方式中存在的认知谬误，继而不断修正自己。认知疗法常常用于对抑郁症的恢复期治疗和预防病情复发之上。

（5）日常生活中的反应

当遇到精神紧张或者受到压力时，无论是谁都会产生心理反应，带来各种情绪。然而，一个人在患上抑郁症后，即使是没有根据，在悲观思维模式的作祟下，其负面思想也会更加强烈。如果你觉得自己情绪消沉，感到悲观，虽然还没有到患上抑郁症的地步，但容易郁闷……这个时候，应该想一想，是不是陷入了那种没有根据的悲观思维模式，因而否定事物，得出比实际情况更糟糕的结论。用这样的方法来对思想做自我检视，是个不错的办法。

让我们来看一些具体的例子：

a. 缺乏根据的推测：Jelly 的困扰

和 Jelly 一起进公司的女孩辞职了，Jelly 给她寄了张慰问卡。
慰问卡寄出两周后——

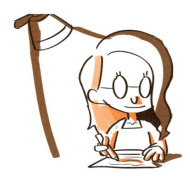

她应该收到了啊！怎么还没有回应呢？
这算怎么回事！还说是一起进公司的好同事，
实际上是不是讨厌我啊？

新年的时候给几个人寄了贺年卡，也是这样的情况，真是有些郁闷啊！

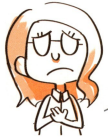

收不到回复时，真是有一种失落感！

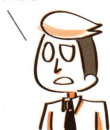

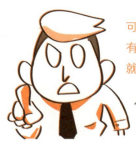

可是我觉得只凭这个，就断定自己被人讨厌，有些证据不足！似乎还没搞清是怎么回事，就去抱怨别人！

说的也是，这就是缺失根据推测的例子，我应该先搞清楚事实情况！

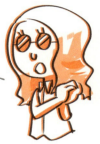

b. 极端的一般化：泰臣进入了新公司

泰臣大胆地向上司阐述了自己的意见，因为他自问在健身这行业，也有一段日子了。

是这样的，我有个提议……

提意见？早了十年吧！先把你自己的事情都做好了，再说！

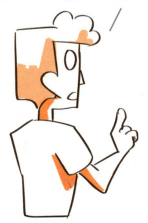

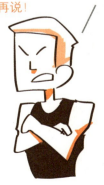

上司好像不理我了，我那么开诚布公地把自己的想法说出来，可是那个所谓上司根本就不听下属意见，公司真是个让人讨厌的地方！

人都是很容易就这样想，你的心情我可以理解！

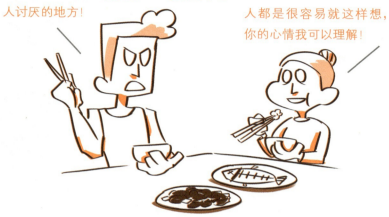

我看我一年之后，就该不在这公司了吧！

我完全理解你的心情！
可是因此就认为天下所有的上司都是这样，有点儿没必要，别扩大范围地指责吧！

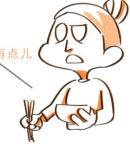

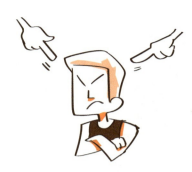

毕竟，只要明白自己的上司是
这样就够了！

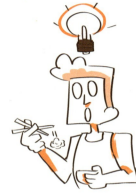

呀！原来如此，我想这就是所谓
的"极端的一般化"啊！

c. 完美主义倾向：Miu Miu 的遗憾

Miu Miu 完成了本期目标的 90%。

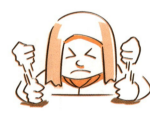

即使是这样，还是不行啊！不管
是五成还是九成，都是没有实现
目标，同样都是失败！

我怎么这样没有用！

还差这一点点就达标了，我觉得很遗憾。
最近，我由于没有达成目标，对自己进行了全面否
定，心灰意冷！

真是有这样想的人，典型的完美主义者！

我们办公室很多同事都是这样，不是吗？

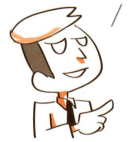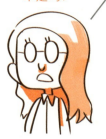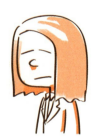

过于执着地要实现目标，会让周围的人，包括你的上司和自己都很累！

好像总是失败似的！

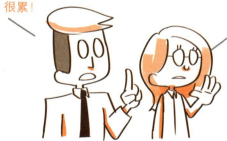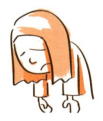

如果对完成的部分，能够给予更多的正面评价，对自己才比较公平，也较为客观。

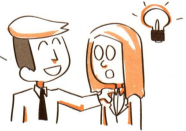

固执地朝着过高的目标去努力，其实是过于拘泥于在某一点上。所谓的完美主义倾向，就是这样子吧！

d. 对负面因素的夸大评价 / 对正面因素的过低评价：Jelly 的自责

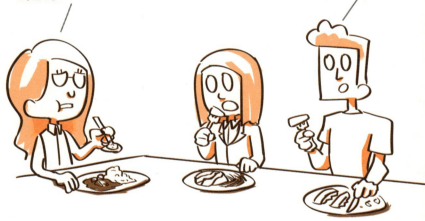

我负责市场开发工作。K 公司的工作进行得不顺利啊——虽然我常常可以从 J 公司那里拿到合约！

与 K 公司的业务缺乏进展使你耿耿于怀，与 J 公司业务进展顺利，你便视为理所当然。像你这样的人，我们公司也多的是。

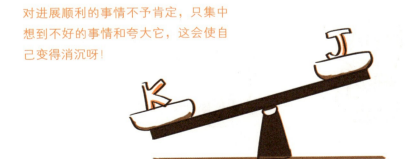

对进展顺利的事情不予肯定，只集中想到不好的事情和夸大它，这会使自己变得消沉呀！

对好的事情看得很轻，不好的事情看得很重，这是不合理的！

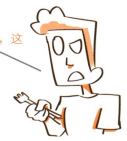

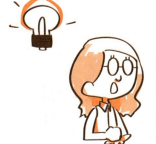

说来也是，我总是对不大好的事情格外"上心"，可是应该有个限度呀！

对负面因素的夸大评价，和对正面因素的过低评价，都是不必的。

希望我们能更注意到事情好的一面，情况可能并没有想象得那么糟糕！

e. 过度的自责感：KC 真的是过分认真

有时部门内部会出现一些小差错，KC 会因此而感到很不开心。

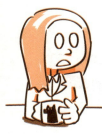

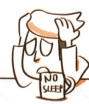

可是 Miu Miu，我总觉得是自己的问题！可能是我的时间管理和执行能力有问题吧！
好像只要有我在，就会出现差错……

这种心情，我也能理解。因为我也一向做事太认真，太上心，自己也经常像你这样。

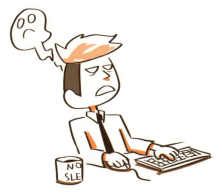

人在怯弱的时候，有时会没有理由地认为是自己不好。同样地，在疲惫的时候，有时也会这样——觉得大家都认为自己不好。往往是在状态不好的时候，感觉就会出现错位。

其实我说的这些话，都是医生曾经跟我讨论过的，我可以说是久病成医了。

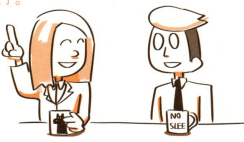

原来如此，过度的自责感就是这样，一定要弄清楚了。不要把跟自己毫无关系的责任都承担起来，可要正确理解刚才说的分清界限和责任啊！

Dr. May 提议的心灵体操:

以上所举的是简单化的例子,现实生活中的情况往往更加复杂,多种因素叠加在一起。大家想想自己是不是多少有过类似的情况呢?

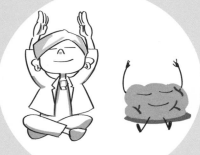

平常我们不习惯对自己的想法和认知产生怀疑,并进行深层次的剖析。所以说不清为什么,很容易便接受那种从悲观思维的模式得出的认识和结论。

第一个例子是 Jelly 的同事没回应她,她一点儿都没注意自己的武断,就立即认定自己被人讨厌,因而变得很伤心!客观地看,对于别人没有回应这事,应该有不同的看法,这样一来,自己的心情也不容易受影响。

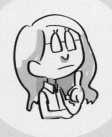

——也许是对方懒得回复吧!

——可能他没有什么恶意,只是因为太忙了,没时间回信!

——可能他对收到贺卡(或信息)也感到很高兴呢!

所以一下子就认为自己被人讨厌,所持的理由实在是不充分的,真的没有必要那么难过!

无论是认为所谓上司全都不听下属意见的泰臣，奉行完美主义的 Miu Miu，否定型的 Jelly，还是自我指责型的 KC，都像上文所指出的那样，可以用另一种方式去思考问题。用其他方式来思考，这并不是说要没有根据地、一味盲目地往好处想，而是应抛开那些原本就是不必要的悲观思维，以更为平心静气的、更客观的方式来思考。这样过度悲观的情绪，一定会大有改善。

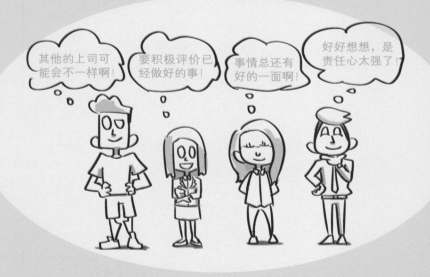

　　在现代的社会生活中，我们无可避免地会感到精神紧张和压力，严重时会因此而产生悲观的情绪和想法。这是可以理解的。正是因为有这样的原因，很多人会弄到精神疲惫。生活在这样的大环境里，我们应该察觉自己"悲观思维的模式"，时常对自己的想法重新进行审视，这是非常重要的。检视和察觉自己的思考模式，是对"不知不觉中形成的悲观心态"做"心灵体操"，使不必要的精神负荷得到释放。

大家一起用这种方式试着做做吧！

（6）认知而没有行动是不够的

在整个治疗过程中，行动是不可或缺，也是
最难坚持的一步。因为行动可以推翻当事人主观
的假设，重新检视当中的认知谬误。

回避的态度和一些惯性行为，本身就是很多情绪问题一直持
续的原因，因为它们使得当事人一直活在自以为是、充满认知谬
误的世界里。

所以认知和行为治疗相结合，疗效才理想。

心理动力治疗（Psychodynamic / Psycho-analytic Therapy）

弗洛伊德和之后的荣格（Carl Jung）为精神分析学的始
祖。历经超过一世纪的变化，心理动力治疗的方式跟以前已大有
分别。

心理动力治疗的焦点，是人的潜意识内的纠结，它会表现为
人的防御机制（defense mechanism)，精神官能症（如焦虑症、
惊恐症、心身症等），令当事人产生情绪困扰和对环境适应不良。
潜意识可以表现为口误（slip of tongue)、梦境等。

**根据心理动力学理论，有些自我防御的机制其实令当事人更
糟糕，因为逃避了痛苦，往往使问题变得更严重，甚至形成各种
精神疾病。心理动力治疗将重点放在把潜意识的焦虑冲突，提升
到意识的层面去。**这样当事人就能认清自己内心的问题，继而作

出需要的改变，从而得到症状的舒缓、生命的成长。

一般情况下，心理动力治疗比认知行为治疗需要的时间更长，疗程可以由几个月至几年，而且疗效不像认知行为治疗一样立竿见影，有时候会有迟延效应（delayed effect）：疗效可能经过数月甚至数年才逐渐浮现，但相应地，其引发的改变更为持久和深远。

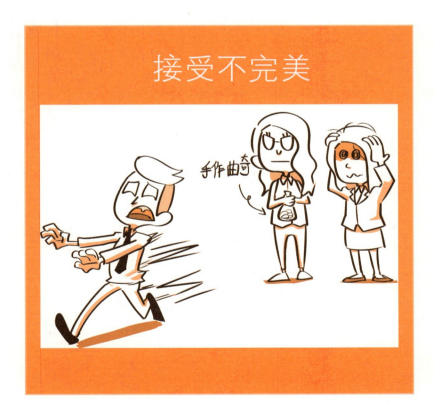

Dr. May 时间

Dr. May 的分享：盗窃的 Lily

Lily，一位 30 岁的年轻少妇。
她有两个儿子，大的四岁，小的两
岁。Lily 身材小巧玲珑，相貌娟秀，
一副小家碧玉的样子。Lily 一直在
会计师楼做秘书，而她的丈夫就是
一名会计师。有了孩子后，她成为
了全职家庭主妇。

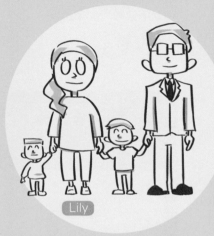

Lily 的第一次店铺盗窃，就发
生在她生下大儿子后不久。那时她
的丈夫刚到外地出差，Lily 从她前
同事那里，听到有关她丈夫的绯闻：他跟女下属搭上了！

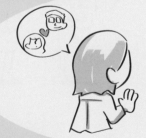
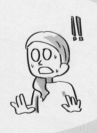

不能当面质问丈夫，Lily 感到心情又郁闷、又无聊，她独自在
超市四周闲逛。刹那间，她脑袋里闪出一个"顽皮"的念头——
把货架上的巧克力条偷走，看看能否成功地逃过职员的监视。Lily
突然感到情绪十分高涨兴奋，她既惊又喜地把这念头付诸实行。

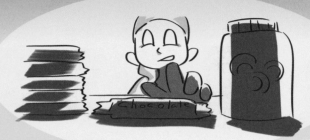

这一次她侥幸逃过超市的防盗系统。事后，她看看手中只值十多元的糖果，感到有一种前所未有的飘飘然和成功感：这是她多年来也未曾尝过的。

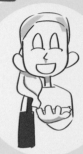

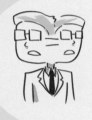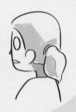

这次成功盗窃之后，Lily 脑海里不时浮现出盗窃一事，她感到很兴奋过瘾，但同时又感到有罪咎感。

Lily 的丈夫一直否认任何婚外情。Lily 感到无奈，但想想自己曾经盗窃，也感到很羞耻。

其实这些年来，Lily 感到自己当家庭主妇的生活拘束极了，她的存在只是在满足着周围的人的要求，而自己跟丈夫的隔阂又越来越深。她相信丈夫在外面一直有第三者。Lily 感到自己是一只笼中鸟，而丈夫就可以在外面天高海阔地任意飞翔。

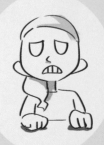

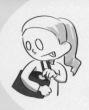

这事之后，Lily 不时盗窃，直到有一次，她被警察逮捕了。

在警察局内，Lily 又哭又喊，好不容易等到丈夫来到，替她保释外出。

因为 Lily 惹上官司，丈夫只得取消出差。他为 Lily 请来了律师，又陪伴着她到法庭应审。

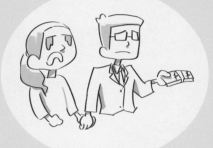

判刑那天，Lily 在犯人栏上偷看丈夫，他眉头紧锁，显得忧心忡忡。Lily 感到愧疚，但又奇怪地感到高兴：丈夫已经很久没有这样子关心过自己，还要为自己奔波操心。

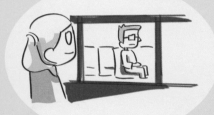

法庭颁布了感化令❶，感化令中有一项：要求 Lily 定期见精神科医生。就这样，我跟 Lily 遇上了。

❶ 感化令是指香港法庭判处犯罪者于一至三年内接受感化主任（俗称感化官）的监管。感化主任通过家访、小组及其他活动，向受感化者提供监管、个别指导和家庭辅导。

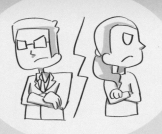

在开始的几个月，日子恢复平静。但不久，Lily 又再次盗窃，又再惹上官司了。Lily 跟丈夫的关系越来越紧张，两口子已进入冷战状态。

我开始替她做较深入的心理治疗。

Lily 自小家教很严，她一直要屈服在权威之下。如今，她更要忍受丈夫的疏远和不忠，她带着两个孩子，一直吞声忍气。对于 Lily 来说，她的偷窃是一种面向权威的挑战。但是 Lily 把对丈夫的

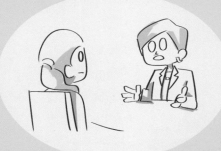

不满压抑，她从不敢正面宣泄她对丈夫的愤怒。

Lily 在潜意识中，极有可能是借"偷窃"去羞辱他，惩罚他。

在心理治疗的过程中，Lily 终于意识、接纳和理解了自己内心深处的矛盾冲突，她不再需要用盗窃去处理问题了。

Dr. May 的分享：一个有关荣格的故事

提起荣格，让我想起一个令人感到不可思议的真实故事。

Connie 是一个双职
妈妈：她是一个会计师，
还育有两个女儿，两个宝
贝都聪明乖巧。

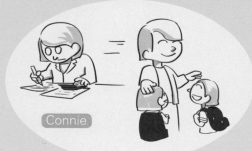

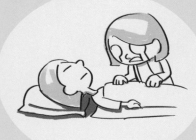

不幸的是，两年前，小女儿
患上血癌，经过一轮跟病魔艰辛
的搏斗，女儿最终离世了。

Connie 经历了漫长的哀悼
忧伤，才慢慢重拾心情过日常的
生活。

为何女儿这样小，
也善解人意，死神
硬要把她接走？

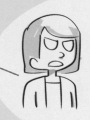

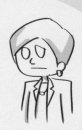

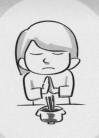

每年的清明节和女儿的死忌，
Connie 都会拜祭女儿。

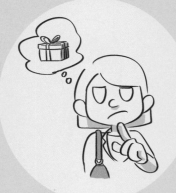

　　每逢小女儿的生忌，她就送
上一份礼物给她。往年的生忌，
Connie 送给小女儿的礼物是助养了
福利院的一个孤儿。今年，Connie
正盘算要送些什么给小女儿。

　　小女儿的生日是在 4 月 23 日，那天是星期四，Connie 如常
上班。正当 Connie 从地铁站走向公司的途中，有一位青年向她
介绍联合国助养儿童计划。

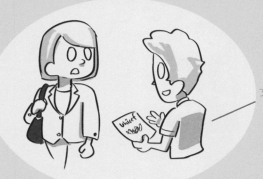

女士，不如助养儿童吧！

　　若是在平日，因为时间紧迫，Connie 根本不会理会这些推
销，但今天例外，因为是小女儿的生忌。

宝贝，不如我就送这份
礼物给你，好吗？

女士，你可以选择助养其中一个
国家的孩子！通常较热门的是非
洲、中国内地一些偏远地方。

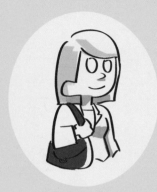
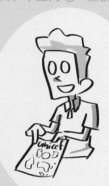

宝贝，你希望妈
妈助养哪个国家
的孩子？

尼泊尔？

Connie 自己也奇怪，为何会忽然想起尼泊尔这地方。

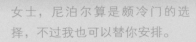
女士，尼泊尔算是颇冷门的选择，不过我也可以替你安排。

我就助养尼泊尔的孩子吧！

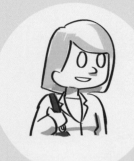

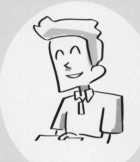

两天后，尼泊尔发生大地震。

哪有这样巧合和不可思议的事情！

宝贝，原来你没有离开过我，你只是以另一个更有意义的方式存在吧！

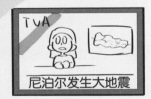

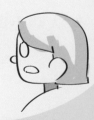

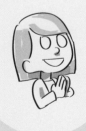

Connie 终于释怀了。

荣格：共时性——宗教性的心理学

"共时性"一词乃荣格提出：意思是一些无表面因果关系的事件，却有着"意义的巧合"。举一个例子：我曾有一个病人的儿子在滑雪时发生意外。那时，他的妈妈正在预备晚餐，突然间手中的锅柄折断了，整个锅掉下来……妈妈心里涌起不祥预感，接着就收到警方电话，通知她儿子死亡的消息。"共时性"常取决于人的直觉体验。

共时性并不局限于心理范围，它可以理解为"内部的心灵母体"与"外在的现象世界"同时跨进我们的意识，成为有意义的巧合。

荣格发现了宗教性的心理学：他提出的共时性，是指在一个不寻常的瞬间，自然与心灵以有意义的方式交会，合而为一。故此，心理学与宗教不是对立，特别是在临床工作中。

人际心理治疗（Interpersonal Psychotherapy）

这个派别着重人际关系议题上的处理，相信借由处理与忧郁相关的人际问题，可缓解个案的忧郁症状。人际心理治疗将人际议题分为四大类，分别是：一、因死亡而产生的哀悼、失落和适应；二、日常生活中的人际冲突；三、自己身份角色转换，如生了孩子成为妈妈；四、处理人际关系的能力不足或过分敏感等。

人际心理治疗的信念，是辨别当事人所遭遇的人际问题，并且加以处理，从而减轻当事人的情绪困扰。

花姐：Teresa 的抑郁与哀悼

Teresa 就是我之前提过的朋友，她丈夫刚刚逝世。

花姐，我想我的抑郁
症复发了！

Teresa 性格一直很内向，她形容自己不善言辞。

说实话，很多丧亲者都面对孤独感，若加上抑郁，往往令他们更难步出阴霾，而重新建立社交圈子和得到支援是走出低谷的关键。

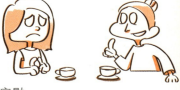

我鼓励 Teresa 找一些好朋友爬山。她起初不太愿意，因为怕不知跟朋友说什么，也不想别人给她"善意"的安慰。

我记得我曾学过人际心理治疗，以前也试过应用在一些病人身上。

今天天气很好……

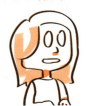
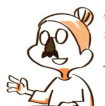

你工作顺利吗？工
资多少了？

我用角色扮演跟她预习了一些令她感到害怕、不懂面对、不知所措的社交场合中，别人有可能对她的提问。

经过一段时间的"角色扮演"后，我提议 Teresa 先找一些较合得来的朋友，重新开始社交生活。渐渐地，Teresa 能较自如地跟人相处了。

新年期间，Teresa 应邀跟夫家的亲戚喝茶。

我会尽量试试！

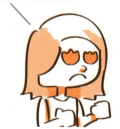

你不要再用借口回避、推掉他们！试试跟他们相处。

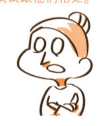

你还好吗？

许久不见了，我们都很担心你啊！

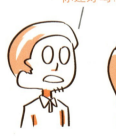
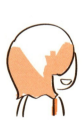
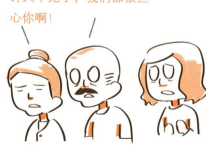

Teresa 渐渐发现，夫家的亲友其实都在真心地关心自己。

药物的治疗配合人际心理治疗，Teresa 慢慢走出了她的抑郁症。

行为激活治疗（Behavioural Activation, BA）

行为激活治疗是一种由外在行为入手，进而改变内在感觉和想法的治疗。英国艾克斯特大学研究人员李查兹（David Richards）说："行为与感觉互相牵动。"换言之，它是"行为—情绪—认知"治疗，积极的行动会改善心情，好的心情会令思维变得正面，而正面的思维又会令行动更有动力……由此形成一个良性互动循环。

因为抑郁症患者常使用"反刍思考模式"，反复烦恼、担心和想着不开心的事情，容易引发抑郁症。行为激活会减少"反刍思考模式"，有效对付抑郁症。

花姐：你照顾植物，它们也帮助你

Carol 是我的朋友，她喜欢园艺，也重视友情。我鼓励她多种一些盆栽。

Carol

Carol，先送一盆给我吧！

真漂亮！

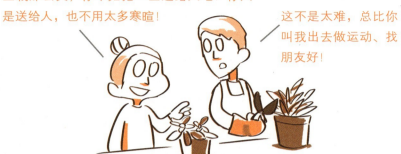

花种得那么好，再种一些！
盆栽那么美，你不如把一些送给人吧！你只
是送给人，也不用太多寒暄！

这不是太难，总比你
叫我出去做运动、找
朋友好！

　　我知道对 Carol 来说，主动去接触朋友并不容易。但 Carol
对种植不抗拒，专心种植让她精神有了寄托；看到植物生长，也
令她感到有活力。Carol 在赠送盆栽的同时，渐渐增加了和外界
接触的动机。

朋友收到我的花都很开心，我心情
好像也轻松些！

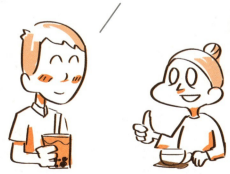

　　我其实是巧妙地运用了行为激活，令 Carol 在消极度日（例
如沉溺于自责）之外有更好的选择，希望她一步步走出抑郁。

2016 年，李查兹和 18 人的研究团队，尝试把行为激活治疗和认知行为治疗直接比较，发现两种治疗成效相当；完成治疗的一年，两组都有超过六成的患者，表示自己的症状至少减半。

这些发现很宝贵：行为激活简单、易实行、有成效！

不少抑郁症患者都有些共同的特质，如敏感、自卑、脆弱、逃避、追求完美等。不少患者总是"想得多，做得少"；结果就是愁肠百结，自怨自艾。因此，对于抑郁症患者来说，行为激活还可以提升自信，克服个性弱点，令他们在不知不觉中完成人格成长。

由于接受过短期相关专业训练的初级健康照护人员也能施行行为激活治疗，所需费用相对比较便宜。抑郁症患者可以从实施行为激活这类比较简单的疗法开始。

运动对精神健康有帮助吗？

（1）有氧运动

研究运动治疗对情绪病效果的学者发现，每天慢跑或做其他有氧运动，能有效改善抑郁症患者的抑郁程度，对轻到中度抑郁有不错的缓和效果。

曾有大学持续研究一年后发现，有规律运动者比没有运动的人焦虑忧郁状况较少；还能改善一些身心症状如偏头痛和肠胃毛病，降低倦怠感。由此看来，运动对抑郁症是正向且可选择的活动。

不过，荷兰阿姆斯特丹大学和奥地利一所大学的研究，却没有发现运动对某些人的情绪有太大帮助：受测者的抑郁症状有进步，但未达统计学上的意义。运动和抑郁症很难说有简单的因果关系，因为中间有太多的干扰因子。如重度抑郁的人根本没有能力做运动。还有，运动对某些人有帮助，对有些人则可能帮助不大。但到底对哪些类型的人有帮助，或对哪些人没有帮助，这都还要再研究，**唯一可以确定的是，有氧运动能改善心肺功能，也对体能和睡眠有提升效果。**

（2）身心运动

根据香港中文大学医学院精神科学系林翠华教授在 2013 年的研究，发现在定期运动（每周有至少两次维持半小时）、不定期运动和完全不运动的人士中，定期运动的人士患情绪病风险最低，为 3.7%；不定期运动和完全不运动的人士，风险分别为 6.5% 和 13.7%。而且维持定期运动超过一年的人士，其风险是最低的。

此外，不同的运动对预防情绪病成效也有差别：只有步行和做拉筋运动的人士，情绪病风险最高，达 6.2%；做有氧运动的人士，风险为 4.8%；意想不到的是，做太极和瑜伽等身心运动的人士，情绪病风险最低，只有 3%。

林翠华教授表示，运动能刺激"胺多酚"（endorphins, 脑内吗啡）的分泌，也令脑源性神经营养因子（brain derived neurotrophic factor, BNDF) 水平提升，增加脑部的血清素（serotonin) 和多巴胺(dopamine) 等，进而减轻焦虑抑郁症状。

至于身心运动，因为需要动作及呼吸的配合，这样人的精神就能集中、抛开脑袋的杂念，达到身心放松的效果，所以其减压效果更佳。林教授建议若能以身心运动结合有氧运动，对促进精神健康，效果会更加好。

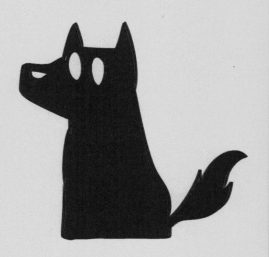

正念（Mindfulness）

（1）何为"正念"？

正念是指"留心当下"，即有意识、不带批判地觉察当下的经验，包括思想、情绪和身体感觉。正念的练习就是培养这一份觉察力。

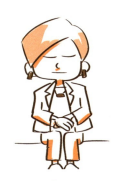

（2）正念训练，不是宗教仪式吗？

了解、学习正念前，让我们首先了解一些基本的脑神经科学。

人的脑袋，大致分为三层：

第一层是底层最核心的部分，负责基本的生存，如自主呼吸、心跳等功能。第二层是中间部分，负责情绪和行为等功能。第三层是最外的部分，负责理性和逻辑思考等功能。要充分发挥大脑功能，就需要各部分的良好协调和"沟通"。

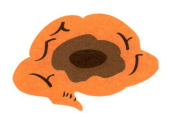

当一个人很愤怒或恐惧时，即使平日很理性，也会被失控的情绪"劫持"！难怪在盛怒下，一个人会冲动鲁莽。当然，每个人都希望自己有好的情绪管理，但人往往是情绪习惯的奴隶。

人类的脑袋是一个由千亿个脑细胞建立而成的复杂网络。神经网络的建立就像一片乱草丛生的地，但当不断有人经过，就走出一条路来，还越走越宽阔。反之，没人走的路，就会渐渐消失。

所以大脑之道，是"用之或弃之"（use it or lose it）。

这解释了为什么人会养成习惯。因为负责该习惯的神经网络越来越"顺"，令人不知不觉地照着走。所以，当我们常以某种想法或行为对己对人时，这些反应就好像变得顺理成章，甚至不由自主。

人要靠意志力去行动，有时会很吃力。但习惯的力量却如人的第二本能，令人毫不费力地行动。所以好习惯令我们一生受益不浅。相反，若是有害的"情绪习惯"，如脾气爆发、自残等行为反应，则会令自己和身边的人，甚受伤害和困扰！

脑内的中层有个重要的地方，名叫"杏仁核"。它是负责情绪反应的，其失调是形成焦虑症、恐惧症、创伤症候群等的原因。它犹如人体内的警钟，当遇到威胁时会发出信号，并将情绪的经历储存成情绪记忆。而在脑最外的一层、最前端的部分，叫"前额叶"，它负责理性思维以及执行功能，能帮助我们客观理性地解决困难。

妥善处理情绪的一个关键，就是让大脑理智的部分，与情绪的部分，有效地联系起来。

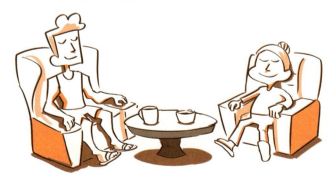

进行正念练习时，我们会细心观察自己当下的身心状态，不加批判，让大脑"前额叶"能够与"杏仁核"好好"沟通合作"。有了这重要的神经联系后，即使日后脑内的警钟响起，若非有真正的危险，我们就能理智地把警钟按停，不让情绪"劫持"我们的行为反应。

另外，有脑神经研究指出，正念练习会使杏仁核的结构密度有所下降，进而减轻焦虑、压力症状。与此同时，海马体、颞顶联合区等部分脑部结构的密度增加，对调节情绪、提升记忆力大有裨益。

（3）如何把正念应用在治疗上？

卡巴金博士（Dr. Jon Kabat-Zinn）是把"正念"带到医学领域的第一人。卡巴金博士在 1979 年于美国麻省大学医学院的附属医院，实施"正念减压课程"（Mindfulness Based Stress Reduction, MBSR）。之后的研究结果，发现正念对受焦虑、失眠、慢性痛症及其他因压力而引发的身心困扰的人士，甚有帮助。

西格尔（Zindel Segal）、威廉斯（Mark Williams）和蒂斯岱（John Teasdale）三位心理学家在"正念减压课程"的基础上发展出"正念认知治疗课程"。此课程针对抑郁症患者。之后的研究发现，课程最大的效果，是有效减少抑郁症的复发，尤其是对于多次复发的患者。

"正念认知治疗课程"的内容包括：身体扫描、观呼吸静坐法、静心伸展等练习。参加者能够从这些身心练习中，意识、体会到思想和情绪的关系，并学习与身体不适及负面情绪共处，从而改善身心健康。

一般来说，抑郁症患者在病症减退后，仍需服用抗抑郁药一段时间，以巩固病情，有些病人，更要长期服药，防止复发。不过根据国际权威学术期刊《柳叶刀》（*The Lancet*）在 2015 年发表的研究显示，参加"正念认知治疗课程"后减药或停药的研究对象，在复发率和生活质量等方面，与持续服用抗抑郁药的人士相比，并无明显分别，这证实了正念认知治疗对一部分长期复发的患者有预防的作用。

KC：姐姐 Cherry 的抑郁症多次复发

我的姐姐 Cherry 今年 32 岁。她的抑郁症已经三度发作。我很担心。

Miu Miu，有什么办法吗？

我介绍花姐和泰臣给你认识吧，当初就是他们帮助我的。

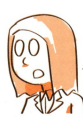

我建议她试试参加"正念认知治疗课程"。

姐姐，尝试一下吧，老是让情绪牵着走可不好！

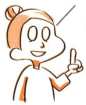

我要上班的，我不知道能否完成课程要求！

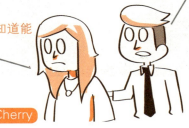

Cherry

最初进行正念练习时，Cherry 感到很难受。

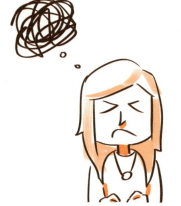

我并不习惯让自己静下来，所以在过程中感到身体很紧绷，而脑海又不停走出许多重复思想。我强迫自己尽快静下心来，感觉很挣扎。

后来，导师提醒我，只要抛开"我要做得好"的期望，就能享受正念练习的过程，正念并没有"做得好"或"做得差"的分别，只要愿意尝试，依照自己的情况进行练习便可以了。

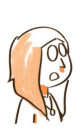
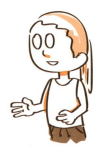

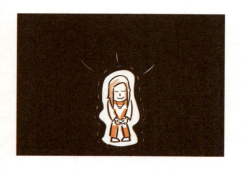

经过多次练习后，即使Cherry发觉自己没有很专注于练习上，她也并没有如以往般批评自己，而是觉察和接受自己当天比较分心，并留心观察自己分心时身体有什么感觉。结果，这次经验让她更加认识自己，她也渐渐发现只要付出时间，正念练习其实并不困难。

除了自己要抛开期望外，我发现在困难中亦有不少收获。虽然有时候会遇上一些自己不喜欢做的练习，但这是一个让我学习与困难共处的好机会。

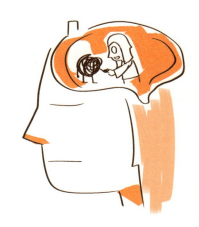

其实要不断提醒自己做练习，也曾令我感到有点苦恼，但当形成习惯后，即使没有刻意提醒自己，也不会忘记做练习。

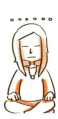 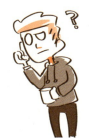 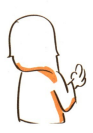 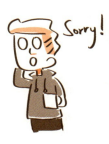

有时候会在练习时受到骚扰，除了向别人解释外，面对一些无可避免的骚扰，也可视之为了解自己反应的机会，我明白了最重要的，是尽量平静地面对。

　　我和花姐都留意到当 Cherry 遇到困难的时候，会自然地通过正念练习去平复自己的情绪。这不是要与情绪对抗，而是利用更宽广的觉察力，尝试与情绪共处，并留心自己身体当时的感觉。

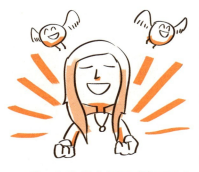

现在我明白了，困难不是那么可怕，害怕困难更痛苦！

在课程中，我发现自己有更多空间、能力去面对困难，对困难的反应不再如以往般强烈，也不再那样害怕困难的出现。因为我知道，人生路上的困难是不能完全避免的。学会与困难共处是必要的，逃避只会令问题恶化。

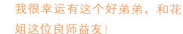

我很幸运有这个好弟弟，和花姐这位良师益友！

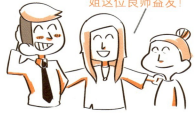

存在心理治疗（Existential Psychotherapy）

这派别由医生欧文·亚隆（Dr. Irvin D. Yalom）等学者提出，与其说是提供具体治疗技巧，不如视之为一种哲学，给治疗者提供一个观点。

存在主义治疗大师亚隆反思一直以来心理治疗的局限，而这方面，反而哲学能提供一些角度和洞见。亚隆提及人有四项终极关怀：**死亡、自由、孤独、人生的意义**。人会因"存在"而产生焦虑，是因为意识到对立的"不存在感"而感到恐惧。治疗师的任务就在于鼓励当事人探索什么是自己的终极关怀（ultimate concern），进而能够找到生活的方向，追求一种更真实的生活。

（1）存在心理治疗

存在心理的主要目的：在于培养自我察觉的能力，有了这份宝贵的觉察力，我们才能充分体验内心世界和外在的生活。治疗是一个极具创造性的自我发现的历程。

存在心理治疗的医师认为，死亡是人最大的存在焦虑。**察觉死亡与不存在，能让人知道没有永恒的时间来完成既定的计划，将能使我们更加重视当下（here and now）。死亡摧毁了我们肉身的生命，但死亡的想法却拯救了我们存在的生命！**（The physicality of death can kill us, the idea of death can save us.）

存在心理治疗在于帮助来访者面对生命的荒谬感，就是人要追寻意义：**生命意义的探寻是"投入"生命后的副产物；所谓投入，乃是我们愿意过着充满创造、爱、工作和建设性的生活的一种承诺。** 而亚隆医师就曾说：**我和病人的工作充实了我的人生，为生命提供了意义！**

人类存在的意义不是一成不变的，而是不断创造着自己——人处于一种持续在转换及演进的状态中。

存在心理疗法未曾建立一套具体的治疗技术。因为**存在心理治疗过程中，技巧只是次要的。重要的是治疗者与当事人之间关系的建立。**

治疗师本身即为治疗的核心，亚隆医师曾说过，很惊讶心理治疗中，从没用过"爱"和"同情"两个字眼！而事实上，只有当治疗师真诚地跟当事人相处时，才能触及当事人的内心，才能达到最佳的治疗效果。

Dr. May 时间

死亡带来的再生

这是我从医以来，最传奇的个案。我相信"死亡"是大家公认最明显的终极关怀。

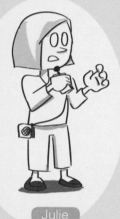

认识 Julie，是经过肿瘤科同事的转介。半年前，她被确诊患上第三期乳腺癌。

Julie 是一位四十多岁的中学教师，她一直全身投入工作，至今仍然单身。数年前，她妈妈和姐姐先后因乳腺癌逝世，她现在独居。

Julie 步上了她母亲和姐姐的后尘，患上乳腺癌。她曾目睹她们临终前，饱受病魔的煎熬。只

Julie

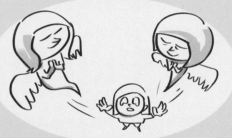

是当时她们还有自己，而轮到自己得病了，却是孑然一身，处境孤立无援。

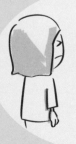
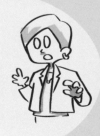

Julie 经过手术后，又接受了化疗和电疗。因为失眠和焦虑，她被转介来看我。

我与 Julie 接触两个月后，她的情况看起来好像还算稳定。

直到有一天早上，我一踏进办公室，同事就跑来找我——

医生！大事不好了！

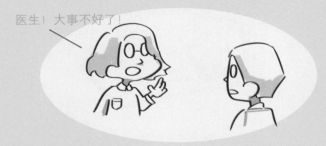

Julie 昨天从十楼自己的住所一跃而下，试图结束自己的生命。

啊！我的天啊！

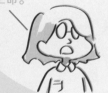
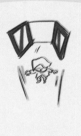
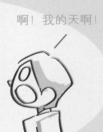

幸运的是，Julie "奇迹"般地并没有摔死，因为她被三楼的晾衣架接住了，她只是有些骨折和皮外伤。之后的日子，Julie 卧病在床，动弹不得，我要到骨科病房看她。

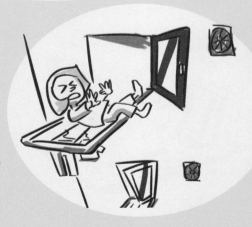

起初的时候，Julie 一见到我，就把脸别过去，对我非常冷淡。她敷衍地告诉我，她往窗外晒晾衣物时，因为不小心而造成意外。

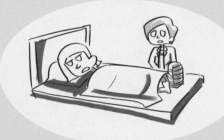

不管怎样，我给她开了抗抑郁药，并嘱咐病房的护士看守着她。

就这样过了一个多月，Julie 的身体和精神也逐渐康复过来。而我和她也逐渐熟络起来。

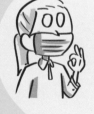
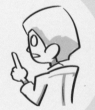

有一次，我脱口而出：

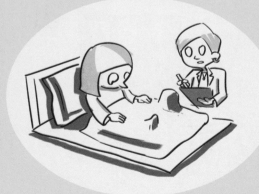

你知不知你那次意外，令我十分震惊。想到现在能跟你在一起，真的有种恍如隔世的感觉，我们差一点就此永别了。

就这样又过了两个星期，Julie 已能在病房四处走动。她告诉了我她的心路历程：

我一直是对人对己都要求很高的人，我希望事情在我预计和掌握之内。但患上癌症把我杀了一个措手不及，生命好像脱离了轨道。我像被抛出往日生活的轨迹。我突然感到很害怕，很失落。我不敢想到将来，我害怕面对孤独与死亡。

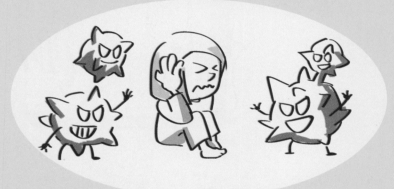

幸运的是，那时有一位很慈祥的长者，经常来探望我，他常常鼓励我要学习随遇而安。

随遇而安吧！哈哈！

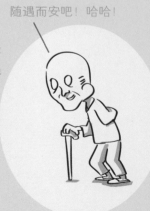

"随遇而安"——是的，我心中一直反复地思量这四个字。我终于开窍了：我们只能活在当下，我根本不能为明天忧虑什么。真想不到，这老生常谈的一句话，挂在嘴上半个世纪，直到现在才体会到它真正的意思。

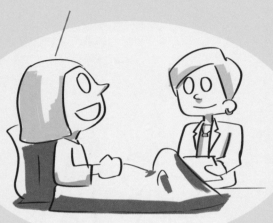

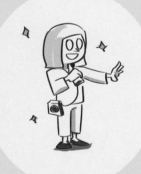

Julie 这样的恍然洞见，真是难得的心灵觉醒！自此之后，Julie 跟以前是判若两人。她康复出院后，回到学校重执教鞭。

（2）存在主义：死亡摧毁了我们肉身的生命，但死亡的想法却拯救了我们存在的生命！

存在主义心理学曾提到，人赤裸面对死亡时，经常会有一戏剧性改变的契机。哲学家海德格尔曾谈及两种生存模式："日常"模式——身边的事情都颇无意识地因循度过；而另一种是"本真"模式——一种觉知到存在（mindfulness of being）的状态，而人在这个状态时，就是准备好了让生命更新改变。

但我们如何才能由"日常"模式，转移至"本真"模式？

雅斯贝尔斯（K. T. Jaspers），一个德国哲学家和精神病学家，提到人遇到的"边际经验"——一种猛然觉醒，令人由日常模式转移到"本真"模式的经验，促使人对生存有更深层次的反省，直指向人生的终极关怀。边际体验可以是意外、生病、死亡等，而其中人面对死亡是最强而有力的边际体验。经历过边际体验的人，生命往往有不可逆转的改变，因而活出更有觉醒和真诚的生命。

不少濒死的癌症病人，都体验到患病令他们重新排列生命的优先次序。他们会对名利说"不"，反而会尽力关心他们所爱的人。

Dr. May 时间

其实在 Julie 的治疗中，我没有直接的角色。我只是见证着一个人的改变：在 Julie 身上，上天以癌症和濒死的方式，令她觉醒，也令她"重生"！

从荒谬中找意义：弗克兰的意义治疗

这一代，是陷入意义危机的一代。

有不少年轻病人患上抑郁症，有一些患者服了药后，抑郁症状有改善，但是他们自行停药。"病情是好了，但日子刻板无意义，我不想再吃药了！"当 Dr. May 遇上这情况时，真的感到颇有挑战性。

意义治疗（Logotherapy）为奥地利精神科医生弗兰克（Viktor Frankl）所创。这是关于意义、意志和抉择对人的存在的研究学说，临床上称为"意义治疗"。 这是弗兰克以在集中营的经历，研究出来的一种心理治疗方法。他认为"人在找寻意义"，人是万物之灵，治疗过程触及人的灵性向度。

人生的信念是什么？正如弗兰克说：人若知道自己为什么要受苦，苦难的意义是什么，就几乎能忍受所有的痛苦！弗兰克认为，若缺乏生活的意义，就是"精神病"，他称这为"意向性神经病"，即因缺乏意义、目的，故而变得抑郁和空虚。

根据他三年多在纳粹集中营的观察，他相信人在一切情况下，包括痛苦和死亡在内，都能够发现其中所蕴含的意义。人往往在受苦中发现某种意义，才能生存下来。

4 积极心理学：过有意义的人生

积极心理学（Positive Psychology）是近年来心理学发展的新领域。马丁·塞利格曼（Martin E. Seligman）是积极心理学之父，他指出：过去心理学的研究着重于治疗心理疾病与改善负向情绪，但我们却忽略了另一重要领域：为何有些人经历了创伤和各种困难，却能活得正面和丰盛？

塞利格曼尝试深入研究何谓人"真实的快乐"，也尝试找出人的韧力和抗逆能力的原因。积极心理学帮助人去找出自己的强项和优点，在遇到挑战或挫折时，培养解决挑战的积极思维，并在过程中不断修订心态思路，从而强化力量去迎难而上。

当一个人在生命的旅程中可以找到一个让你发挥潜能和所长的目标，在不断努力做一个"最好的自己"的过程中，就会体验到"真实的快乐"。这就是古希腊人经常挂在嘴边的"eudaimonia"，一般解作"幸福"，不过更确切应该理解为"自求多福"——通过忠于自己和实现自己，而达到一种生命圆满的状态。

积极心理的终极目标：过有意义的人生

研究积极心理，需要回应一个最基本的问题：**究竟什么是人正向的发展与生活？**

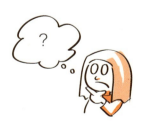

依马丁·塞利格曼的看法，我们可以朝下列三个目标迈进：

（1）快活的生活（Pleasant Life）： 能够成功在生活中获得

各样正面的感受和情绪，例如：享受美味佳肴、好的音乐和电影、身心舒畅的环境、如诗如画的大自然等。

（2）**美好的生活（Good Life）**：一个人若是能够在生活重要环节上（包括家庭、人际关系、工作等）有积极的投入和参与，并在其中运用、发挥到我们个人的长处和美德，就能享受美好的生活。

（3）**有意义的生活（Meaningful Life）**：塞利格曼博士认为，如果我们能够运用个人的所长和美德，朝着比我们超越个人更大的目标迈进，生命便更有意义。

塞利格曼更认为：有意义的生活，是人真实快乐最重要的元素。若是能过一个美好的生活——有投入感和归属感的生活，又比纯粹快活享受的生活，幸福感更为实在和持久。

意义感和抑郁自杀的关系

人活着是追求快乐，相信这一点大家也都有高度共识。现今的父母和教育学家，都强调让孩子快乐成长。但奇怪的是：为什么现在生活条件越好，人们却越来越空虚？越来越多儿童自杀？在我们的生命过程中，除了追求成功和快乐，是不是还有什么更重要的价值？

2014 年，维吉尼亚大学的大石茂弘和盖洛普研究了 132 个国家近 14 万人，他们发现问及快乐时，富裕国家的人民（例如北欧国家）比穷困国家的人民（例如撒哈拉沙漠以南的非洲地区）快乐；但是问及人生意义时，情况就不同了。法国、中国香港等富裕地区出现意义感最低的回应，多哥（Togo）等贫穷国家反而

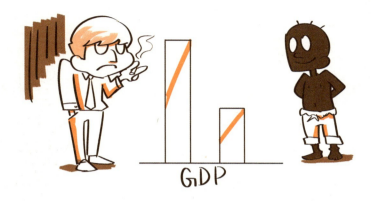

出现意义感最高的回应，虽然当地有些人是研究中最不快乐的族群。

研究中最令人不安的发现之一是自杀率。富国的自杀率明显高于穷国。日本的人均 GDP 大概是 34000 美元，塞拉利昂共和国的人均 GDP 大概是 400 美元。但富国的自杀率是塞拉利昂共和国的两倍以上。表面上这个趋势似乎不合理，富国人民通常比较快乐，相较于贫病交迫、内战肆虐的塞拉利昂共和国，生活水准犹如置身天堂，那究竟是什么原因导致富国人民自杀？

研究看到，自杀无法从快乐和不快乐的程度预测，但可以从意义来预测，更确切地说，就是可以由活着是否缺乏意义来预测。例如韩国、日本那种意义感最低的国家，抑郁症患病率和自杀率最高。

现今的社会，往往太专注于外在和效能上，却忘记应该回到身为一个人应有的模样上。其实每个人都可以透过意义的四大支柱：**归属感、使命感、叙事、超越自我**，活出有意义的人生。

Dr. May 时间

迷失了的阿 John

阿 John 是一个年轻的外科医生，在家中排行老大，一直念书出色，是父母的骄傲。

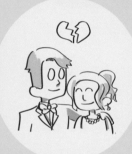

阿 John 生于一个小康之家，但爸爸有了婚外情，最后还抛弃了家人。

阿 John 选择医学，也是为了保证将来的收入，能照顾家人。他年纪轻轻就结了婚，因为心底里他很渴望有一个幸福美满的家。但婚后不到两年，婚姻就出现了问题，他最后来到了我的诊所。

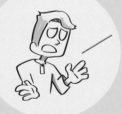

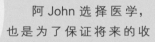

医生，我的太太原来是个控制狂！

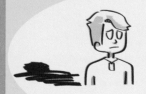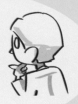

阿 John 有抑郁症的症状，我给他开了抗抑郁药，但我明白阿 John 背后的心理问题并不简单。

我眼前的这位年轻医生，前面是一条康庄大道。不过阿 John 的生活却过得很糜烂，他喜爱酗酒，更喜欢结交不同的女孩。

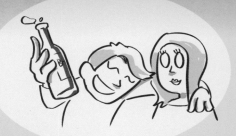

阿 John 对自己的生活方式也感到矛盾和内疚。他告诉我，他最孝顺妈妈，因为爸爸一直都在外面拈花惹草，妈妈为了孩子，只得隐忍。阿 John 极痛恨爸爸的所作所为。不过他却不期然地重蹈爸爸的覆辙。

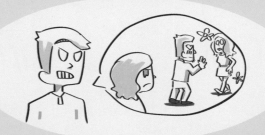

一天，阿 John 到了我的诊所来，满身酒气。他告诉我想了结了自己——他把处方的药全部吞下。我马上叫救护车把他送到医院。

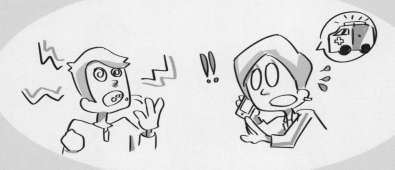

经过一个月的住院治疗后，阿John 的酗酒问题好像有点改善。他可以比较正常地工作。

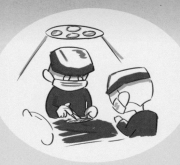

记得有一次，阿 John 跟我说：

医生，你看过《七宗罪》这部电影吗？

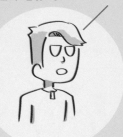

没有看过啊！

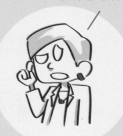

电影《七宗罪》是述说一位即将退休的警探和他的同事，一起调查由狂徒以宗教仪式"七大罪"设局而犯下的七宗连环谋杀案。贯穿着情节的"七宗罪"是：贪食、贪婪、懒惰、淫欲、傲慢、嫉妒和愤怒。电影把人物道德的沦落突显出来，也映照着我自己的堕落。

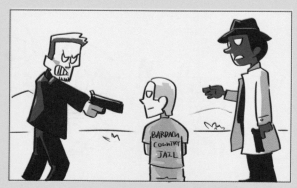

我一生充满家庭包袱：责任、纵欲、抑郁、矛盾和内疚……我心中没有安宁，所以我要靠情欲和醉酒来麻醉自己。

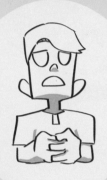

我好想得到解脱。

有一天，我收到阿 John 上司的电话：

医生，阿 John 今天没有上班，我们找不到他，你有见过他吗？

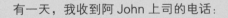
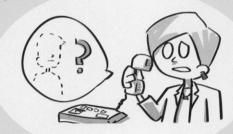

当天下午，警方就找到了阿 John，原来他把车子驶到山上，自己在手臂上注射药物。阿 John 被发现时已经死去。

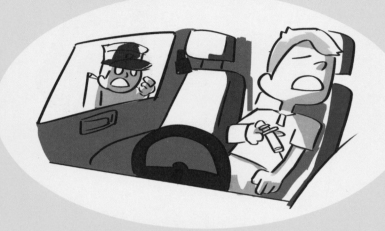

阿 John 的酒精成瘾、情绪抑郁，牵涉他的成长背景，也牵涉到人的价值、方向和意义。过去精神医学并不着重探讨人活着的意义，认为这些灵性和信仰问题，是神职人员的责任。

不过现今的精神医学，却发现灵性令人有方向感和意义感，这有助于人以超越的角度去看待事情；反之，缺乏灵性的度向，抑郁、酗酒、药物成瘾等问题变得更棘手！灵性跟精神健康大有关系。

信任的力量

相对药物治疗，心理治疗对患者的要求更高。进行心理治疗，当事人要有面对自我的勇气。还有，心理治疗师的工作不是单向灌输，他们需要激发当事人从固有的视角中跳出来，聆听自己内心的声音，发现自己的需要，发现内在的力量，找到走出困境的方法。

心理治疗能否取得效果，最终决定于自己的意愿和行动。

比如认知行为疗法，治疗师会给当事人准备家庭作业，让他们记录自己的惯性思维，进行批判性思考，监测自己的情况进展等。

患者的康复程度，取决于当事人良好的心态、正确的认知、肯踏出舒适圈的勇气和行动；渐渐地，成熟的防御机制、较强抗挫折能力等，也逐渐巩固。

亚隆医师曾说：**"我十分清楚，治疗的成功，其中有病人的努力与力量，也有他们对我的信任，但他们的成功大体上还是要归功他们灌注于我的力量。"**

所以，当病人问："你能医好我吗？"这其实是一个不容易回答的问题。

有时候，当病人对疗效失望时，不只病人不好受，医生也是一样。病人可能对治疗抱有太高或不切实际的期望，而医生明白，有些情况病人自身的配合是治疗的关键。医生知道有些病人的情况可以轻易改变，"药一上脑，病就会好"，有些则不是那么简单。

经验累积的智慧，令我慢慢认识到哪些情况能够改变，并按此去努力，协助病人做出正面的改变直至康复。同时，也学会了接受自己的不足和限制，分辨和接受有些病人的情况属于"深层"甚至是灵性上的问题，我也不是"全能"的，并不能帮助所有人、所有事，唯有尊重他们的选择。

有一句话说得好：**每一种疾病，其本身就包含治愈的力量。我们需要做的，是医患携手去找到这种力量；重要的是，彼此都要努力，自强不息。**

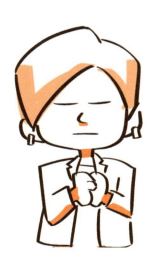

健康快乐地生活

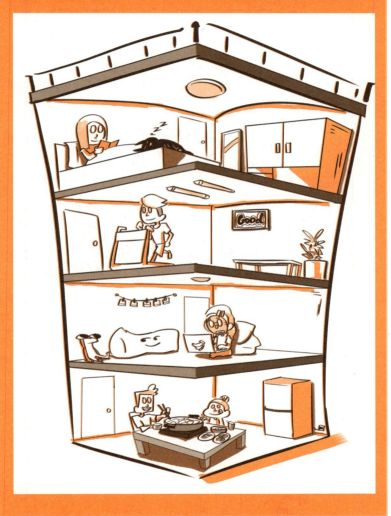

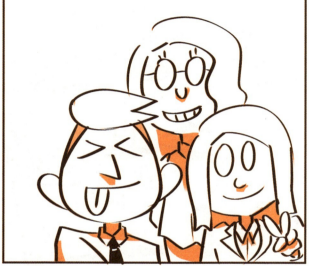

30 likes

K.f.c 同事聚餐！正！

2017 年 7 月 22 日

第四章

社交支持和治疗

Dr. May 时间

人在一生中，患上抑郁症的概率（终身发病率）最少也有5%~10%。所以这是一种很常见的病症。即使是自己没有患病，周围有人得了抑郁症也不是一件不可思议的事。让我们来讨论一下，如何与抑郁症患者交往。

抑郁症信号的多样性

我们已经在本书详细地介绍了有关 DSM-V 所归纳的抑郁症症状，可是抑郁症并不只是单纯的情绪消沉，而是从情绪焦躁到表现出强烈身体症状的"假面抑郁症"等，症状各种各样。

如果你的周围有人，总是在诉说他的身体或是心里不舒服。那么他有可能已经患上抑郁症了。

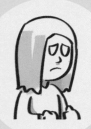
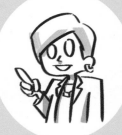

身边亲友有忧郁症，我们该如何面对？

是要有所避忌，尽量不要提起抑郁这敏感话题？

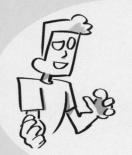
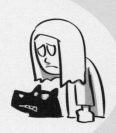

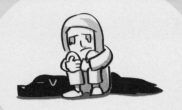

或是不碰他，让他自己有些空间静下来？

还是为他打气，鼓励他要积极加油？

世上无难事，只怕有心人！
你说对不对啊，小黑？

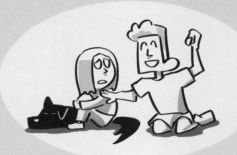

答案：都不是！

请细心阅读下文。

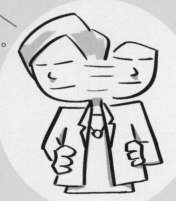

家人和朋友如何
与患者相处

1 家人朋友不可做的事

严禁激励患者！

人们已经渐渐明白，在不经意间，对抑郁症患者进行激励是不对的。患上抑郁症最根本的原因，是神经传递物质失去平衡，面对这种由于身体原因而患病的人，只是简单地进行激励的话，就好像对骨折的人，告诉他要跑起来一样，是不可能的事。对不可能的事进行强求，可能会让抑郁症病人更加痛苦。

需要说明的是，所谓的**禁止激励患者**，不单单是指说一些如"加油啊！""打起精神来啊！"这样类似的激励的话，即使你用很温和的语言，比如："希望你早日康复啦！"也可能会让抑郁症患者感到"被期待"，加重了他的心理负担！

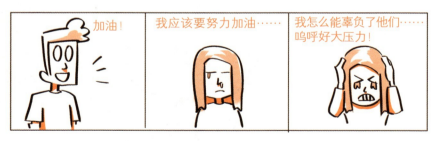

切勿提出自以为是的观点。例如说：

"你可以想得正面些！好像有半杯水，为何你只看到空的半杯？你还有半杯水啊！"

"如果你不执着，能够看开点，你也可以快乐起来。"

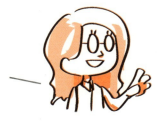
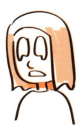

乐观一点就是了!

　　不过要记住,抑郁症的相反不是"不快乐",抑郁症是病,病需要专业医治。不明就里地提出劝说反而会伤害患者。抑郁症属于脑部疾病,是脑部的神经传递物质失调,若情况未得以恢复,患者思想不能正常运作。往往这些激励的话语,只会让当事人觉得你没有同理心,完全不明白他们。所以家属亲友的陪伴和聆听,就是对患者最好的支持!

少去批评指责!

　　例如说:

　　"还不起床? 你究竟是病,还是懒?"

　　"整天待在家,你究竟想不想自己康复?"

　　事实上,患者是失去动力去从事看似简单不过的活动,当事

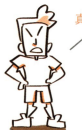

真消沉! 你就是想太多了!

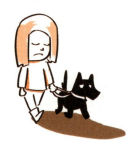

人已经很不好受，这类指责更令他们觉得委屈无奈，令大家关系紧张疏离。

不要跟他们争辩

有不少人会对患者说："比起非洲难民，你幸福多了，看看打仗时有没有人抑郁的？"……其实这种话，会让患者觉得他们的痛苦，在你眼中不值一提，甚至是无病呻吟！

我们不时听到家人对患者说：

"与我们经历的大风大浪相比，你的问题属于小儿科，这一代真是在温室长大的。"

这些话，只会令抑郁症患者，更认定自己是彻底的失败者，感到罪咎和羞耻。

此外，家人有时会好心做坏事，对患者说：

"又来了！你能不能别自怨自艾钻牛角尖！为何你不参加义工，看看别人比你更惨！不要整天自我沉溺！"

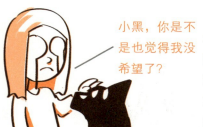

小黑，你是不是也觉得我没希望了？

要明白这种话，是抑郁症病征之一："反刍思考模式"——"我到底会不会痊愈？我是不是没希望了？"反刍思考会加深抑郁，严重时会导致有些患者想不开而了结自己的生命。

② 对家人朋友的建议

以下是对抑郁症患者的家人及朋友的建议：

（1）提醒、鼓励、陪伴他们就医，并配合医生完成疗程！

（2）聆听他们，让他们知道自己不是孤军作战。也让他们知道，抑郁症只是他们暂时的状态，状态改善了，他们的生活就能重回正轨。

（3）患者有时为了不想成为他人的负担，而拒绝别人的帮助。但千万不要就此不理他们，令他们更加感到孤立无援！

（4）当患者谈起自杀念头的时候，让他们开诚布公地说出内心深处的想法。并且尽快告诉他们的主诊医生。

（5）家人亲友可以适时地邀请他们一起外出走走，做些事情或运动，但不要太勉强他们。

抑郁症的治疗，虽然多少要花些时间，但是通过治疗是会好起来的。我们先要了解抑郁症是一种什么样的病，并对对方的痛苦有充分的认识，然后做到不催促、耐心等候恢复，这是非常重要的。

在整个治疗过程中，行动是不可或缺却最难坚持的一步。 不少抑郁症患者性格都偏向敏感，对人对事较为执着、追求完美；也有一些患者习惯依赖别人和逃避问题与痛苦。总而言之，他们往往想得多，但做得少。我经常说："身体肯动，脑袋肯停；身体不肯动，脑袋就转个不停。"但人的惰性、惯性，令他们裹足不前。因此，对于抑郁症患者来说，"行为激活"可以减少反刍思考，改善心情，更新信念，令人能逐渐克服内心恐惧和障碍。

抑郁症患者的宜忌

Do's 宜	Don'ts 忌
1. 接受自己的病，培养自我觉察的能力和病识感。好好配合治疗，令病情稳定。这样，就能有好的基础发展事业、人际关系和兴趣。好好照顾自己，在过程中欣赏自己的努力，而不单靠外在的成功肯定自己	1. 抗拒自己有病，不肯配合治疗。常常跟别人比较，要么是妄自菲薄，要么就是要执着追求外在的成功，以致牺牲自己的健康
2.. 对抑郁症已经复发过三次或以上的患者来说，坚持服药很重要。不要因为要服药，就自觉自己低人一等。药物的副作用往往随着时间和良好的生活习惯，减少对生活的影响	2. 认为感觉好了就自行停药。事实上，情绪的变化，不是立刻跟停了服药有关，而是浮现在之后的几个星期或几个月。相反是吃了药也不是立即好。不能维持稳定的服药习惯，最后弄到病情反复，难以受控
3. 除了药物以外，也能在心理、社交和信念上反省努力。除了服药外，也要努力令自己思想更为健康成熟：改善人际关系，找出自己的信仰力量	3. 只一味要求药物去解决自己的情绪问题。甚至认为自己的思维习惯、人际关系、存在的意义感，也都是药物能解决的问题
4. 培养运动和静坐的习惯。就是在家有部单车、跑步机，跟着 Keep 做些运动，也对抑郁症有帮助	4. 不肯运动和静坐。因为这些练习都不能即时奏效，就有借口置之不理
5. 实行"行为激活"，就是感到不想动也去做一些小事情：洗个热水澡、散步、整理抽屉等	5. 任性地随感觉行事，抑郁时不想动就一天都躺在床上。若是借酒消愁或暴食，会令抑郁症更为恶化

Do's 宜	Don'ts 忌
6. 有时，养花和养宠物对改善情绪很有好处。这些事情除了令患者有些活动外，也令他们减少自我中心	6. 凡是需要自己付出的事情，就不肯去做。加强自我中心的思维
7. 作息有序。失眠固然辛苦，但过多的睡眠会加重抑郁	7. 任由自己整天躺在床上，令情绪病加剧
8. 培养一种适合自己的信仰和灵性修行。 好的信仰令人心境祥和喜悦，令人生有个抛锚点。这种力量能使人更正面去面对情绪病	8. 忽视和轻看人灵性的需要。希望快乐祥和可以不用努力、一蹴即至
9. 尊重和保护自己的隐私。不要随便对外人说自己的病。因为多数人不能好好理解，不恰当的坦露反而对自己不利，甚至使自己受到伤害	9. 不保护自己的隐私。不看对方是否能理解你的情况，就坦露自己的病。 当别人不理解时就愤世嫉俗，怨天尤人
10. 不在情绪不稳定时作出重大决定。会跟自己信任的人商量，让自己更能客观和理性做好决定	10. 任由情绪去主导做出重要的决定。不肯跟别人商量，也不接受别人的意见
11. 尽量跟别人保持一些联结，在适合自己的群体中培养归属感、贡献感。肯投入社会工作，就是简单的工作，义工也好，都令人生活作息有序，情绪得以改善	11. 封闭孤立自己，不肯开放自己，不肯出去工作，离开自己的安全网
12. 对于感情能慎重。好好照顾自己，培养自爱和爱人的能力，就能对伴侣家人有成熟和负责任的爱	12. 过分倚重感情生活，把希望寄托在别人身上。忽略培养爱己爱人的能力

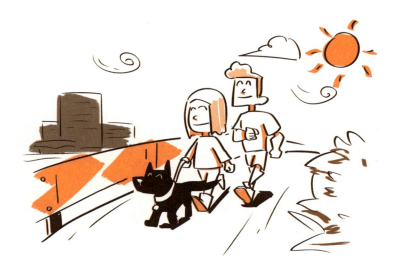

第五章

如何降低自杀的风险

Dr. May 时间

2016 年 8 月的一个早上，同学群组传来噩耗：女外科医生张睿珊在家坠楼身亡。张留下遗书，内容透露因工作压力而引发情绪低落等。我不认识张，但我的好朋友肿瘤科的杨美云医生，却盛赞张是一个医术精湛、乐于助人的同事。所以大家对她的逝世，都大惑不解。

其实抑郁症是很普遍的情绪病，世界卫生组织（WHO）的资料显示，截至 2020 年底，全球抑郁症患病人群累计超过 3.5 亿人，中国是抑郁症疾病负担较为严重的国家之一，约有 5400 多万人患有抑郁症。但《中国青年报》有关报道显示，中国约八成抑郁症患者没有被"发现"，九成没有得到规范专业治疗。

如果不幸患上抑郁症，轻则损害日常生活，重则引发自杀危机。可惜一直以来，不少人对抑郁症都有偏见和误解，连不少医护人员也不例外。

事实上，抑郁症是脑部的疾病，这可以是因为遗传倾向、性格和环境因素诱发，当患者身体产生过量和持久的压力激素，就会扰乱脑部分泌，令掌管情绪、行为动机、记忆、睡眠及食欲的部位失调。

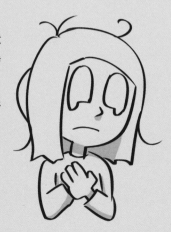

普通人的情绪分布

郁郁寡欢　　　　　　　没感觉　　　　　　　高兴

抑郁症患者的情绪分布

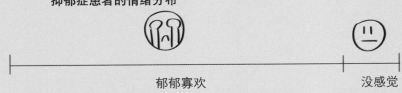

郁郁寡欢　　　　　　　　　　　　　没感觉

　　抑郁症最核心的病症是持续两个星期以上的情绪低落，患者也会丧失感受快乐的能力，例如，对以往感兴趣的事物提不起精神。抑郁症患者的低落情绪，有别于一般人在平时常有的不开心和难过。他们经历的是一种无以名状的低落情绪，严重的时候，患者甚至感到前面一片灰暗，认为自杀是唯一出路。

　　家人和朋友除了要有效辨识抑郁症的病征，鼓励患者求诊外，更要留意患者是否有自杀的征兆：对将来感到绝望，说出一些平日不会说的话，例如丈夫突然说："你要自己保重！""我希望你能好好照顾孩子"等。有些患者会把银行存款、资产等转移到别人名下，或把心爱的宠物"托孤"等，这些有如交代"身后事"的行为，往往就是企图自杀的先兆。

常见有关自杀的谬误

① 谬误

谬误一：那些经常说要自杀的人决不会真的去自杀

正解：每一次当事人提到他 / 她要自杀，都要留意他 / 她有没有对将来无助无望的想法和情绪，和反常的说话行为。

事实上，若当事人有企图自杀的历史，自杀风险会比一般人更高。

谬误二：和想自杀的人谈论自杀会提高他们自杀的危险性

正解：其实跟想自杀的人谈论自杀，并不会提高他们自杀的危险性，反而能让患者有机会去抒发感受和求助，专家也能较准确地评估他们的自杀风险，提供有效的介入。

谬误三：一旦企图自杀者表现出改善的迹象就表示危机已经过了

正解：这也未必正确，因为当事人可能觉得自己既然已决定寻死，也不用再忐忑思量，立定心意反而令患者感到轻松解脱。

谬误四：自杀只会发生在某一类型的人身上

正解：当然，性格内向执着，思想负面且悲观的人，遇到困难或挫折时较少将心事与人分享的人，以及思想偏激，不能接受失败的人，普遍都会较容易患上抑郁症。但就算性格乐观积极，但若不幸患上抑郁症，严重的话，一样会有自杀的危机。

抑郁症是可治之症，如患者能及早接受妥当的治疗，绝大部分的病人可以痊愈，回归正常的生活。

想要有效医治抑郁症，就要促进大脑的分泌恢复正常，使受扰乱的部位得到修复。在这方面，寻求专业意见，服用适当的抗抑郁药，加上心理治疗、社交支援等，都是有效方法。

若我身旁的人有自杀念头，怎么办？我可以怎样帮助他们？

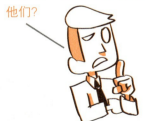

其实当我患上抑郁症时，确实曾有自杀的念头。

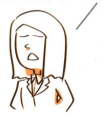

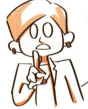

抑郁症和自杀，有密切关联。研究显示，抑郁症患者当中，有三分之二曾有自杀的念头，百分之十五死于自杀。所以真是要正视抑郁症。

旁边的人最好能多表达关心与支持："让我们共渡难关吧！""有心事……说出来吧！""我也许帮不了什么，但我乐意倾听，也愿意陪伴你去求助！"这些都是温暖窝心的表达。

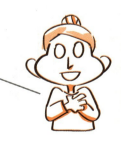

以我过来人的经历，安静地陪在身旁，平静而温柔地关怀，总比胡乱地劝告如"不要想那么多了""忘记烦恼吧！"等来得实际和有效。

Miu Miu 生病时我也担心，若 Miu Miu 有需要，我会尽量陪她，或安排亲友陪伴她。

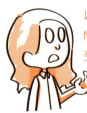

以前我不知该怎样做，但自从 Miu Miu 有病后，我尝试设身处地去感受她的情绪。

要认同他的感受，但明确表达自杀并不是解决问题的最好方法。通过你和他共同努力，一定能更有效地去解决问题。

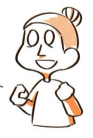

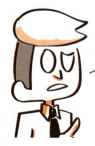

我们如何才能知道亲友有自杀倾向？

他们会明示或暗示有自杀的念头及计划，例如在情绪低落时或激动时说："我不想做人了！""我想死！"

此外还有："我不在的时候，你要照顾好自己。"若说出这些令人不安的话，我认为都要注意。

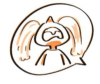

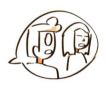

对啊，要留意他们有没有收藏药物，或是买大量的炭等行为。

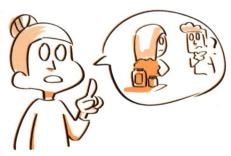

那时，我最放心不下的就是小黑。以我过来人的说法，安排后事，包括谈及死后的安排，写下遗书，送出大量心爱的物品，向亲友作最终的告别等，都是信号！

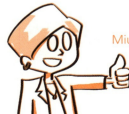

Miu Miu 说得很对！

② 自杀的风险指数

（1）世界卫生组织指出，在发达国家中，九成自杀个案与精神困扰（尤其是抑郁症和药物滥用）有关。数字显示，约有三分之二的自杀者，患上不同严重程度的抑郁症，一成患上认知失调。有两成的自杀个案，同时有酗酒、药物滥用问题。

（2）国外的研究指出，30 岁以下的自杀者不少都是因为性格情绪冲动，或跟酗酒、药物滥用有关，也有人是因为不能面对环境压力，而选择了结自己；至于 30 岁以上的自杀个案，则多数跟情绪和健康问题有关。

（3）至于自杀风险最高的人士，则为独居的抑郁症患者，当中尤以男性更甚。所以社交支援可以防止自杀发生。

Dr. May 时间

问：抑郁病患的自杀事件是否通常会在"危险时期"发生，例如失去挚爱、失业、失恋之时等？

答：其实这些未必是非常危险的情况，但若能及早提供支援，可以降低发生危险和恶化的概率。下文有进一步说明。

有关抑郁和自杀的事实

1. 常感到抑郁焦虑的人

八成的自杀个案是在情绪极度抑郁时发生的，所以及早发现并治疗抑郁症，可以降低自杀风险。

2. 把自己封闭孤立的人

当一个人孤立无援，更易沉溺在自己消极绝望的世界中。研究指出，社交支援能有效预防自杀发生。

3. 常感到愤怒怨恨的人

当一个人对自己和世界充满着愤怒和憎恨时，就会变得容易偏执激动，伤害自己和他人的危险亦会提高。

4. 受酒精与药物影响的人

不少人会借酒消愁，或胡乱服药，企图借此缓解自己的情绪困扰。不过这样做只会降低自制能力，令人更容易冲动，更不顾后果而了结自己的生命。

5. 受到幻觉操控的人

有些极度抑郁的人，可能会出现一些幻听和妄想，如"你真没用，快去死啦！"等粗言秽语。在这些情况下，不堪被幻觉妄想折磨的患者，会更容易选择干脆去了结自己！

Dr. May 时间

有自杀念头的人需要及早接受治疗——抑郁症是可以治愈的！自杀不能解决问题！切忌讳疾忌医！

轮流 24 小时陪伴在侧亦非上策，如果亲友有强烈的自杀倾向，就应该及早接受入院观察和全面诊治。

总结

经历过抑郁症，我明白它是一种相当普遍的病症，是因为我们大脑的神经传递物质失去平衡而引起的。

这不是性格软弱，或意志力不足的表现，因为无论是谁，都有可能患上这病！

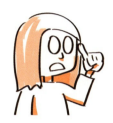

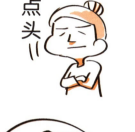

抑郁症的发病是"多因"性的。它还可以戴上不同的"面具"，由它带来的症状，可以造成各种各样心理或身体的变化！而且因为抑郁症是渐进式地"蚕食"着人，患者往往习惯了那种状态，而不知道自己已经患病！

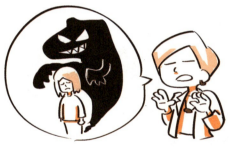

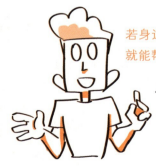

若身边亲友多加觉察，并鼓励患者去求诊！那么就能帮助患者早日痊愈！

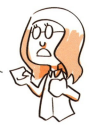

我以前一直认为"心病还须心药医"，医生要替病人"解开心结"。现在我明白了药物治疗，尤其对中至重度抑郁症很重要！

抑郁症是可以"死人"的！置之不顾，后果可能不堪设想！为了治疗，真的要肯踏出一步向身边的人求助！

对，自杀的人当中，不少其实是患上抑郁症的！据统计，有差不多八成！

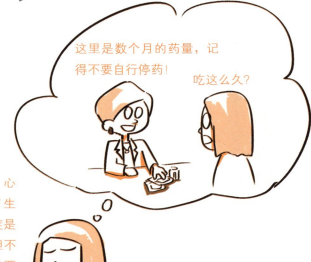

这里是数个月的药量，记得不要自行停药！

吃这么久？

通过药物治疗、心理治疗和调节生活作息，抑郁症是可以康复的。但不知道原来吃药要吃差不多一年，甚至更久。

药物治疗确实需要一段时间，病情才能稳定。对于已经复发多次的病人，维持吃药可减少病魔的侵袭。我常说，不要执着于吃不吃药，而要把焦点放在过正常美好的生活上，吃药只是达到这目的的方法。

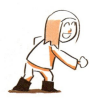

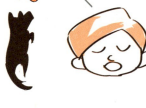

说来抑郁症可以说是一种慢性病。

说得也是。不过也有一半人可以在停了药后，没有复发，过着很美好的生活。

点头

什么人能彻底康复？

这方面，现在还未有一个定论。不过我常说，治疗抑郁症，我们要"四管齐下"！除了药物，还需要合理的思维模式、生活习惯、亲友的支援、正念和信仰！

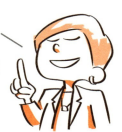

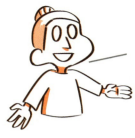

其实要身体健康，哪能不谈精神健康！没有清晰头脑，怎会有好的生活！有不少人认为不需要吃药，才叫"完全"痊愈，但这是一个执念。如果吃药能让你过充实的生活，这也算是痊愈！

我非常同意你的说法！

我见到有些人就算不接受治疗，也会自然痊愈，对吗？

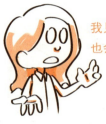

我知道有些人并没有接受治疗，有研究发现当中有大约 1/4 人在三个月内痊愈，1/3 人在六个月内痊愈，少于一半人在一年内痊愈！不过这要看抑郁症的严重性，和可能有的风险。还有，在这段没有治疗的期间，造成的工作和人际关系的影响，之后可能很难修补！

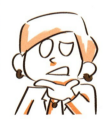

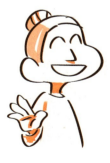

所以有些病人希望选择非药物治疗，令他们感到有较强的自主感！

这是可以理解的。药物治疗不是全部，但也不用对吃药感到羞耻！

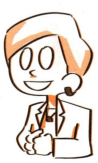

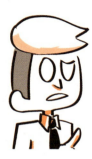

患上抑郁症，可以有一些正面的意义吗？

当然有！人生每一个难关，我相信都蕴含生命成长的契机！当一个人经历过抑郁症，透过内省，可以重新厘清生活的步伐和优先次序，令生命过得更有深度，对人更富有同理心！

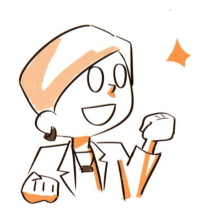

往后的日子，我们一定会加油，好好照顾自己，帮助身边有需要的人！

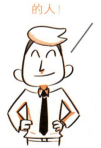 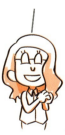 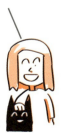 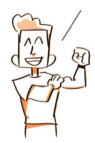 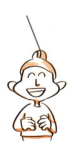

调节心情

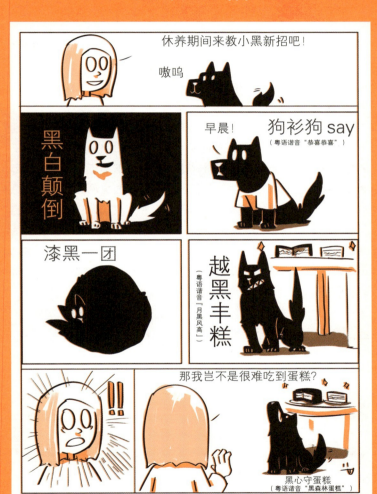

中医学对抑郁症的认识

王如跃　注册中医师
罗德慧　注册中医师

在现代社会，抑郁症已经是一种常见的情绪病。在日常生活中，任何人都会有情绪低落的时候，当这些情绪持续过久、过于剧烈，或者无缘无故地发生时，这就可能是抑郁症了。抑郁症患者在情绪上出现障碍，并且引起生理和心理的失调。抑郁症常见的临床症状有：情绪低落、兴趣丧失、疲劳或精力衰退、失眠、厌食、注意力和记忆力下降、反应迟缓或过激，严重者会有自杀倾向，因此应当予以重视。抑郁症属于中医学"郁病"的范畴，中医学认为，抑郁症的发生主要是情志失调、肝气郁结，逐渐引起脏腑功能紊乱所致。

中医学对抑郁症病因病机的认识

中医学认为情志活动是精神思维活动的外在表现。人体的精神活动是由神、魂、魄、意、志这五神所产生，五神分属于五脏，正如成书于战国时代的中医经典著作《黄帝内经·素问·宣明五气篇》指出："心藏神，肺藏魄，肝藏魂，脾藏意，肾藏志，是谓五脏所藏。"情志活动就是在五神的基础上产生的，因而是喜、怒、忧、思、悲、恐、惊，即七情。七情是人们在与外界事物接触时产生的，也就是在各种事物的作用下人的心理活动表现，这些表现如果适度，它们对人体是有益而无伤害；但如果七情超越一定限度而不能节制，即七情失调，就会影响正常的心理活动，形成异常的情志，进而伤及脏腑。例如，心情抑郁是情绪低落、郁郁寡欢的表现，每个人在一生中都会遇上一些生活上或事业上的困难和烦恼，忧郁是难免的，但如果长期闷闷不乐，情志抑郁，就会使气机活动受到影响，久而久之则引起脏腑功能及气血阴阳失调，产生各种疾病。而当疾病产生之后，又会引起和加重情志抑郁，此即"因郁致病""因病致郁"的道理。

具体来讲，中医学认为抑郁症的产生机理主要有以下三个方面。

1. 脏腑功能失调

其中包括心神失养、肝气郁结、肺脾肾失调。

2. 个体体质因素

抑郁症的产生，是个体受到威胁或侵犯，或主观期望值过高，担忧自己无能力实现目标所产生的内心冲突、担心和忧虑。这种担忧或许因为客观的、实实在在的对其利益产生威胁的事物存在，或者根本就不存在这种事物，而只是患者自身过于敏感，忧心忡忡而已，正因如此，情志抑郁的产生具有一定的人格基础。素体虚弱，性格内向的人，比较容易出现情志抑郁。中医学认为，少阴之人（木形人），其性格多沉默、悲观、多忧多愁。而太阴之人（水形人），其感情更为阴沉曲折、内向郁闷，所以容易忧思和悲哀，而且持续不易解决，这两种人都有抑郁症的易发性倾向。

3. 客观环境影响

中医学认为情志是人们对客观世界的一种反映，因此社会动荡、境遇变迁、天灾人祸、意外刺激、所欲未遂、紧张操劳等，对抑郁症的产生都有一定影响。《黄帝内经·素问·移精变气论》说："往古人居禽兽之间，动作以避寒，阴居以避暑，内无眷慕之累，外无伸宦之形，此恬澹之世，邪不能深入也……当今之世不然，忧患缘其内，苦形伤其外，又失四时之从……所以小病必甚，大病必死。"明代医家李梴《医学入门》也说："所处顺否？所处顺，则性情和而气血易调；所处逆，则气血怫郁。"这说明了每当逆境或挫折来得越突然，其刺激强度越大，人的心理承受也越重，因此容易出现抑郁症。

中医学对抑郁症的现代研究

现代许多学者通过研究认为，抑郁症在临床上有心理情绪变化与躯体主观不适两方面表现，中医学对抑郁症的治疗多数采用中药、针灸和心理治疗相结合的方法。另外，许多学者根据中医理论对抑郁症的病因病机、辨证分型、治法方药等做了广泛深入的实验研究和临床研究。其辨证论治大致可分为六型：即①肝郁脾虚型；②心神不安型；③肾精不足型；④气滞痰阻型；⑤心脾两虚型；⑥湿热内蕴型。

在临床中，除了辨证处方用药外，可根据不同的证型建议患者服用以下的食疗方：

1.肝郁脾虚型

症状：心情抑郁、胁肋胀痛、经常唉声叹气、不思饮食、大便溏（大便不成形）、神疲乏力，女子可见月经失调、舌苔薄腻、脉弦细。

治法：疏肝、解郁、健脾

膳方：合掌瓜淮山莲子瘦肉汤

材料：合掌瓜两个；淮山2两；莲子1两；陈皮2钱；瘦肉

4 两

制法：合掌瓜洗净去皮切小块，连同所有材料洗净一起放入锅内，加清水六碗，煲两小时，加少许盐即可食用。

服法：每周 1~2 次

2. 心神不安型

症状：心境低落、精神恍惚、对生活缺乏信心，或心神不宁、烦躁失眠，舌质淡、脉细。

治法：养心安神

膳方：甘麦大枣汤

材料：甘草 4 钱；小麦 3 两；大枣 10 颗

制法：所有材料洗净一起放入锅内，加入清水六碗，煲两小时，加少许盐即可食用。

服法：每周 2~3 次

3. 肾精不足型

症状：注意力和记忆力下降、精力衰退，眩晕耳鸣、小便频数、夜尿多，舌质淡、苔薄白、脉细弱。

治法：补肾益智

膳方：核桃黑豆瘦肉汤

材料：核桃 2 两；黑豆 2 两；杞子 5 钱；陈皮 2 钱；瘦肉 4 两

制法：所有材料洗净一起放入锅内，加入清水六碗，煲两小时，加少许盐即可食用。

服法：每周 1~2 次

4. 气滞痰阻型

症状：精神抑郁、胸闷头痛、自觉咽喉有物梗阻，腹胀食少、大便不畅，舌苔厚腻、脉弦滑。

治法：行气化痰解郁

膳方：萝卜鲫鱼汤

材料：白萝卜1斤；鲫鱼1条；生姜3片；陈皮2钱

制法：白萝卜洗净去皮切小块，鲫鱼洗净用少许油先煎一下，再连同所有材料洗净一起放入锅内，加入清水六碗，煲两小时，加少许盐即可食用。

服法：每周2~3次

5. 心脾两虚型

症状：精神抑郁、健忘心悸、头晕眼花、注意力下降、多思善虑、失眠多梦、面色苍白、食欲不振，舌淡有齿印、脉细弱。

治法：补养心脾

膳方：莲子百合龙眼肉汤

材料：莲子1两；百合1两；龙眼肉5钱；陈皮2钱；瘦肉4两

制法：所有材料洗净一起放入锅内，加入清水六碗，煲两小时，即可食用。

服法：每周2~3次

6. 湿热内蕴型

症状：情绪不安、胸闷烦躁、身热倦怠、食欲不振、小便不利、大便不爽，舌红苔黄腻、脉滑。

治法：清热祛湿

膳方：冬瓜薏米赤小豆汤

材料：冬瓜1斤；生薏米2两；瘦肉4两；赤小豆1两；陈皮2钱

制法：冬瓜洗净连皮切小块，再连同所有材料洗净一起放入锅内，加入清水六碗，煲两小时，加少许盐即可食用。

服法：每周 2~3 次

由于情志失调是导致抑郁症的重要因素，因此防治该病除了应用药物和食物之外，还要注意调节情志。以下几点可供参考：

1. 培养积极乐观的生活态度，保持知足常乐的心境。
2. 学习解决疑难问题的方法，及时改变思考的方式。
3. 持之以恒地做适量的运动，合理安排作息的时间。

另外，家庭和社会的关怀及支援，也是防治抑郁症的有效措施。

中西医如何配合治疗抑郁症

当患者经过西医诊断确诊为抑郁症，西医给予服用西药时，如果患者需要配合中医治疗，不要自行停服西药和自行减少服西药次数和药量，应当及时咨询相关主诊西医。

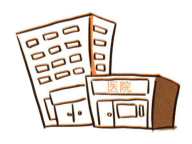
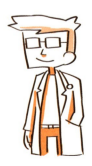

你明白了吗？

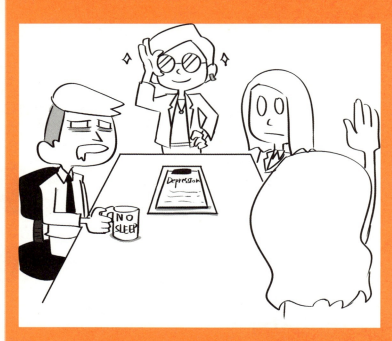